新 おねしょ革命

おねしょがぜったい治る本

監修　田村 和喜
（たむら小児科クリニック院長・夜尿症治療センター長）

著　田村 京子（たむら小児科クリニック副院長）
田村 節子（臨床心理士）

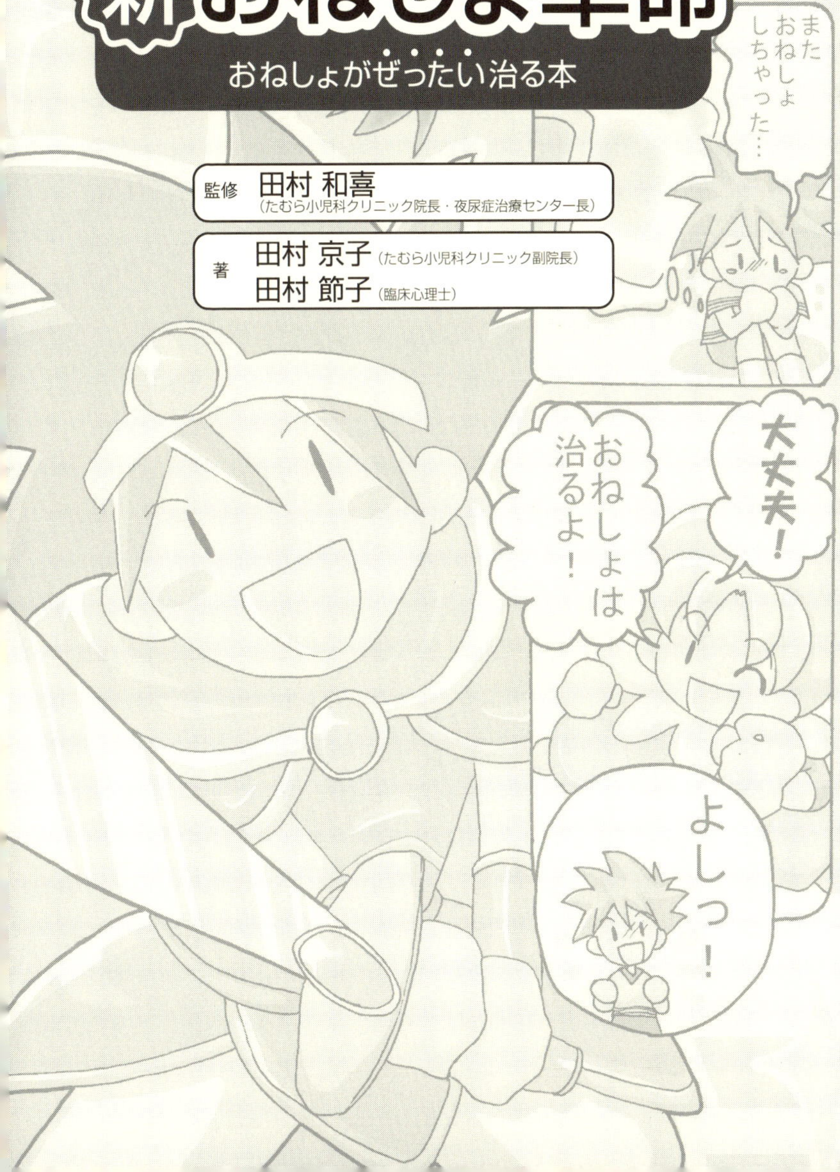

またおねしょしちゃった…
大丈夫！
おねしょは治るよ！
よしっ！

はじめに

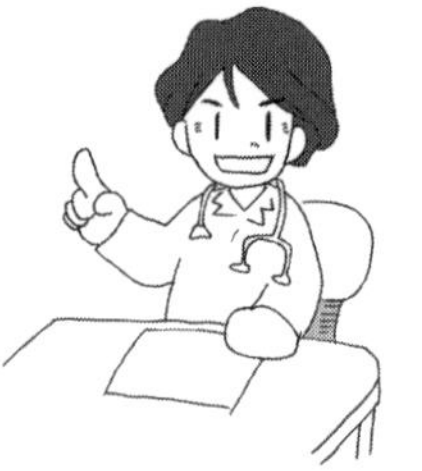

おねしょは、ファラオの時代のエジプトの古文書にも記述があるほど、私たちとは古くからのつきあいです。けれども、おねしょについては、わからないことが多く、長い間、「子どもがだらしない」「親のしつけが悪い」せいにされてきました。

近年、おねしょの病態や原因、治療が徐々に解明されつつあり、おねしょは「発達の個人差」「１つの個性」であることがわかってきており、夜尿症治療の分野では、日本は「世界一」といえます。

しかし、一般の方々におねしょについての正しい知識がきちんと伝わっているか……というと、十分ではなく、つい最近まで、「精神がたるんでいる！　気合で治せ！」などの精神論や、銀杏《ぎんなん》、梅干の黒焼きなどを用いる民間療法、ウサギの睾丸《こうがん》などを使った呪術《じゅじゅつ》的な治療法まで行われていました。

おねしょは、いずれは自然に治ってしまうことが多いため、あたかもそれで治ったかのごとく、怪しく、つらい治療法の横行を許し、結果的に、患者さんや御家族にご迷惑をおかけすることになったのは、医療従事者として大変残念に思います。

この本を通じて、1人でも多くのおねしょをしているお子さんとご家族が、おねしょに対して、正しい理解を深められて、明るく治療に取り組まれることを心から希望いたします。

2006年12月　　　　　　　　　　　　田村 和喜

この本の登場人物紹介

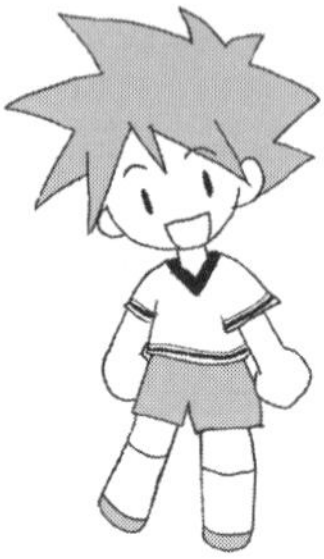

ユウシャ君
おねしょに悩む７歳の男の子

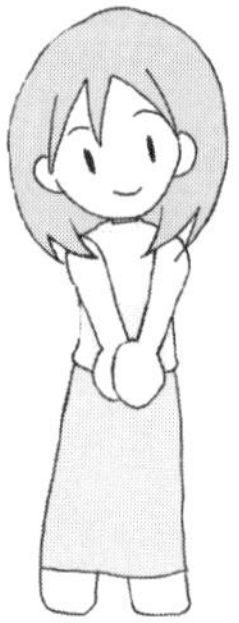

ユウシャ君のママ

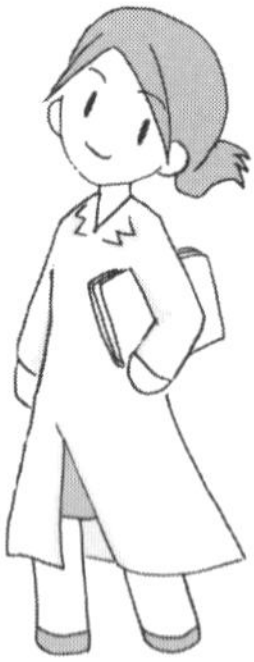

京子医師
おねしょ専門医

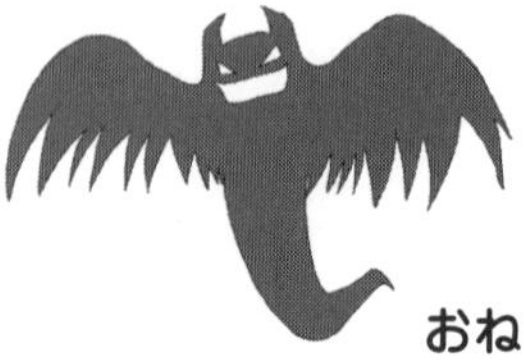

おねしょボス

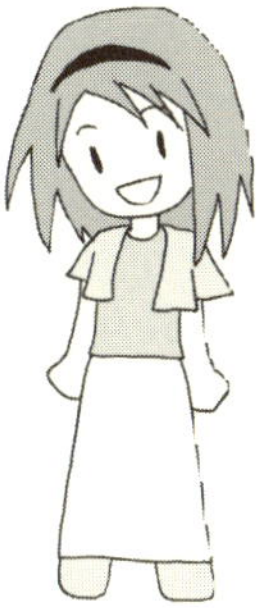

カウンセラー
臨床心理士

ラブちゃん
心に魔法をかける妖精

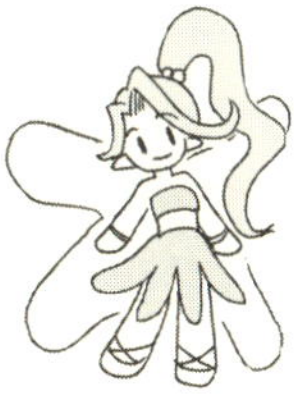

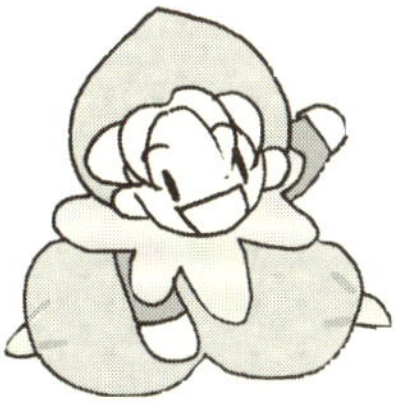

ちっち君
おねしょの精

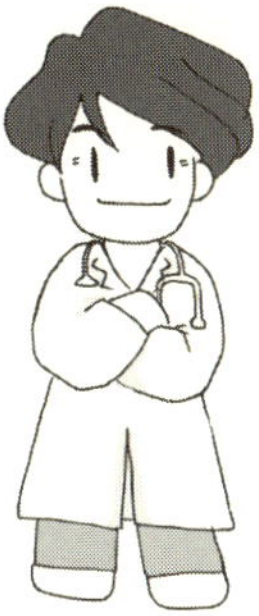

院長
夜尿症治療センター所長
たむら小児科クリニック院長

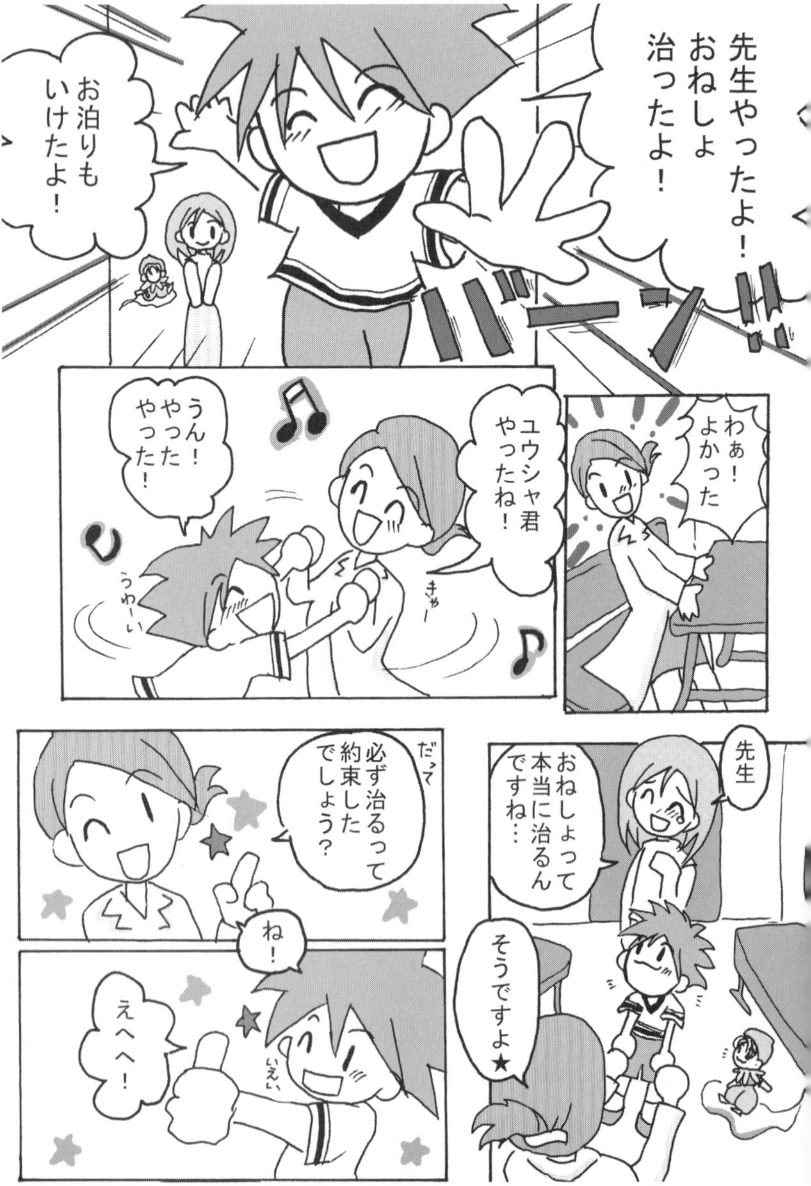
先生やったよ！おねしょ治ったよ！
お泊りもいけたよ！
バーン!!
わぁ！よかった
ユウシャ君やったね！
うん！やったやった！
きゃー
うわーい
先生
おねしょって本当に治るんですね・・・
そうですよ★
だって
必ず治るって約束したでしょう？
ね！
えへへ！
いえい

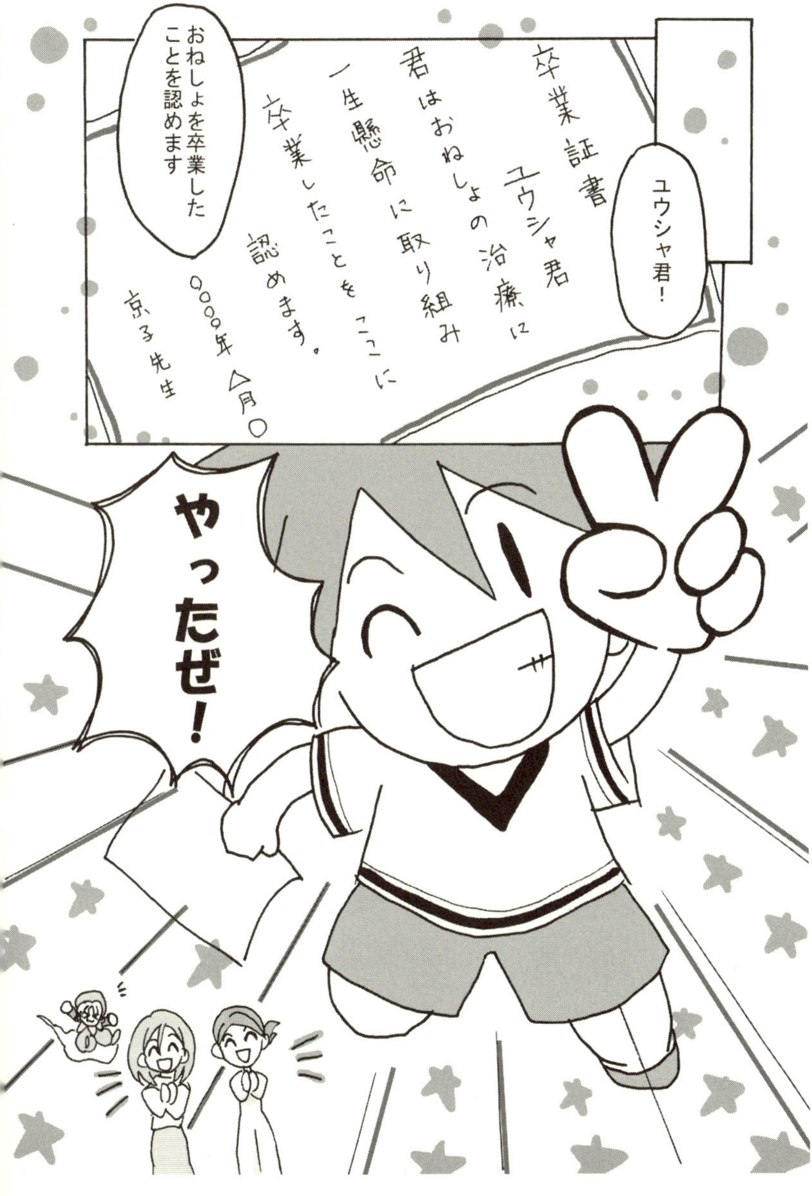
ユウシャ君！
卒業証書
ユウシャ君
君はおねしょの治療に
一生懸命に取り組み
卒業したことをここに
認めます。
○○○○年△月○
京子先生
おねしょを卒業したことを認めます
やったぜ！

目　次

第1章 明るい朝のために

寝る前にトイレをすませて、小さな声で小さなお願い。
「今日はおねしょをしませんように……」
でも、翌朝には大きな世界地図が……。
おやおや。でもね。
おねしょは、お母さんのせいでも、子どものせいでもありません。そして、必ず治ります。
お月様だって、どんなに細くなっても、ちゃあんと、まん丸になりますよね？ 大丈夫。
そのお願いが、かなう日がきっと来ます！
そして……「おはよう!! 今日はおねしょしてないよ！」
と元気に起きられる朝が、きっとやってきますよ。

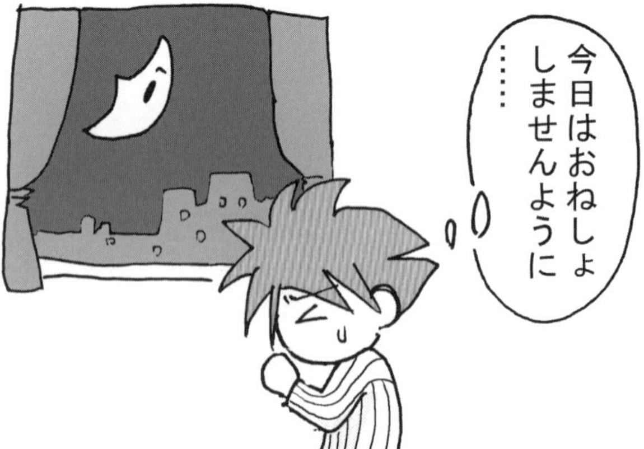

ユウシャ君と一緒に、おねしょボスをやっつけて明るい朝を手に入れる旅に出ましょう！

どうしておねしょするのかなあ…??

きみのおねしょは、どんなおねしょ??

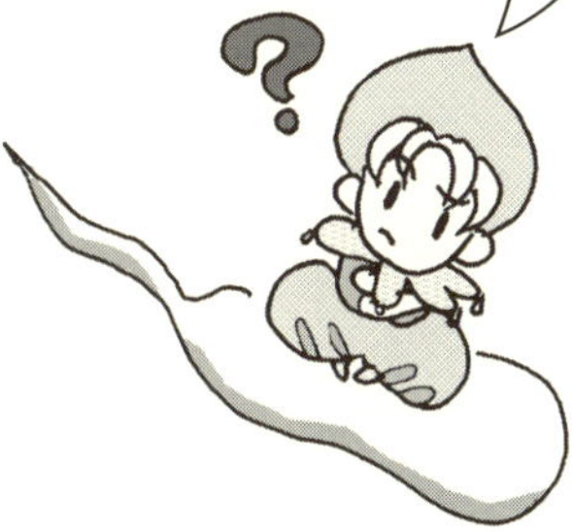

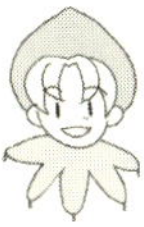

やあ！　ぼく、おねしょの精、ちっち君。
どうしておねしょしちゃうのか、知りたくない？
まず、これを調べてボクの案内どおりに歩けば、おねしょの原因がわかるよ!!

☆我慢尿（最大膀胱《ぼうこう》容量）

思いっきり、「もうもれそう！」というところまでおしっこを我慢して、何ccくらい出ていたかな？

☆夜間のおねしょの回数、量

おねしょは、一晩に１回かな？　それとも、２回以上してしまっているかな？

それと、おねしょの量はどう？

大きな世界地図ができるくらいお布団までたっぷり？　おむつならかなり重くてとぷとぷ？　ちょっと湿ったくらい？

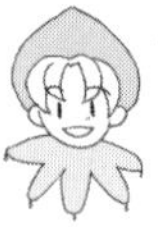

おねしょ探検に出る時は、寝る前２時間の水分はひかえてね！　それから、寝る前におしっこをすませるのを忘れないで！

準備はできたかな？

では、出発！

簡単におねしょのタイプ(型)を
診断してみましょう。

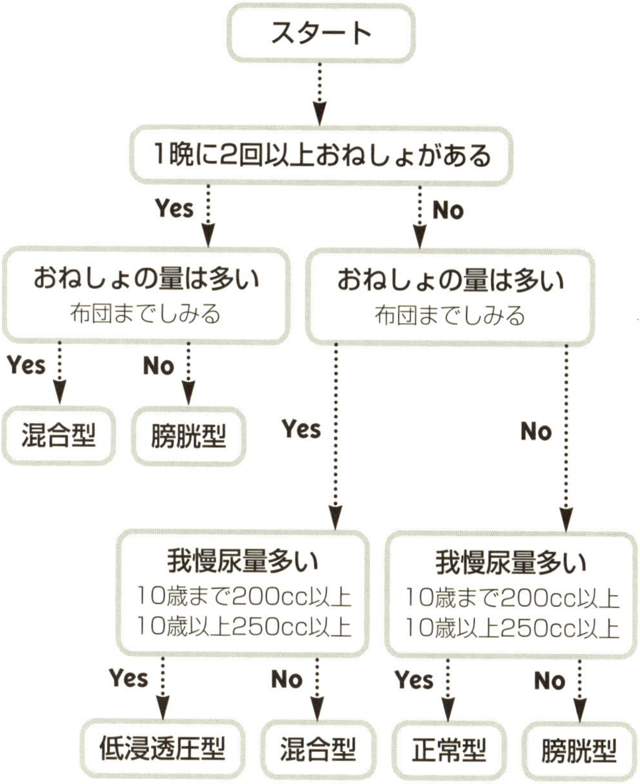
スタート
1晩に2回以上おねしょがある
Yes
No
おねしょの量は多い
布団までしみる
おねしょの量は多い
布団までしみる
Yes
No
混合型
膀胱型
Yes
No
我慢尿量多い
10歳まで200cc以上
10歳以上250cc以上
我慢尿量多い
10歳まで200cc以上
10歳以上250cc以上
Yes
No
Yes
No
低浸透圧型
混合型
正常型
膀胱型

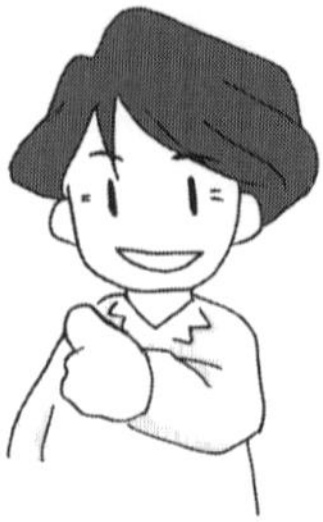

おねしょは膀胱機能、尿量調節の未熟性と、睡眠パターンの発達が関連して生ずると考えられます。簡単には、フローチャートから４つのタイプに分類されますが、実際にはいくつかのタイプが混在していることが普通です。

また、おねしょのお子さんによく見られるように深い睡眠が連続している状態では、起きているときに測定した膀胱の大きさが大きくても、ちょうど、赤ちゃんのおしっこのように、十分ふくらむ前に、もれてしまうことが見られます。

そのため、フローチャートで正常型であっても、睡眠中には膀胱が勝手に収縮してしまい、おねしょになることがあるわけです。

ただし、どのタイプも発達の途中のためであり、体の成長にともない、最終的にはおねしょはなくなると考えられます。

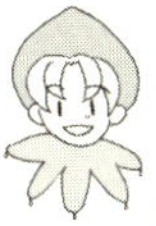

君のおねしょのタイプ、わかったかな？　膀胱型とか、低浸透圧型、混合型ってなんだろう？自分のタイプだったところを読んでみてね！

大人になると、夜は尿量が少なくなるように、おしっこを濃くするホルモンが分泌されるんだ。（朝一番のおしっこは、濃く感じるよね？）膀胱もゆっくり大きくふくらんで一晩分のおしっこをしっかりためられるようになるんだよ。それに、もし、水分をとりすぎて夜中におしっこがいっぱいになってしまったとしても、自然に睡眠が浅くなって、「おしっこしたいな」って気がついて、目が覚めてトイレにいけるようになるんだ。

おねしょは、これらの「夜間の排尿機能のコントロール」のどの部分かの未熟性ととらえられ、その原因には大きく分けて3つのメカニズムが考えられているよ。

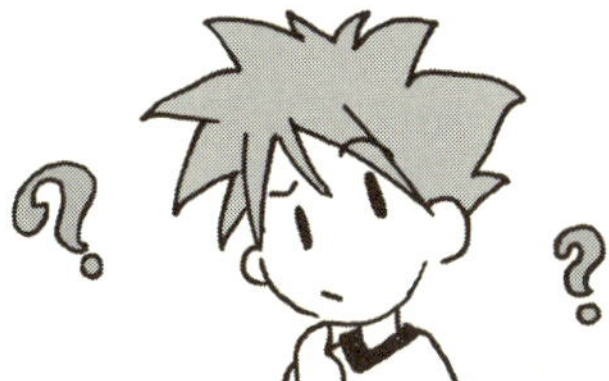

原因 その① 尿の濃縮力の未熟（低浸透圧型）

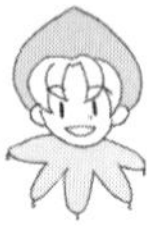

夜間睡眠中に分泌される抗利尿ホルモンが十分ではなく、薄いおしっこが大量に作られてしまうタイプ。

夜、眠っている間も、「おしっこ工場」のバルブが閉まっていないわけだもん、水漏れしちゃうよね。

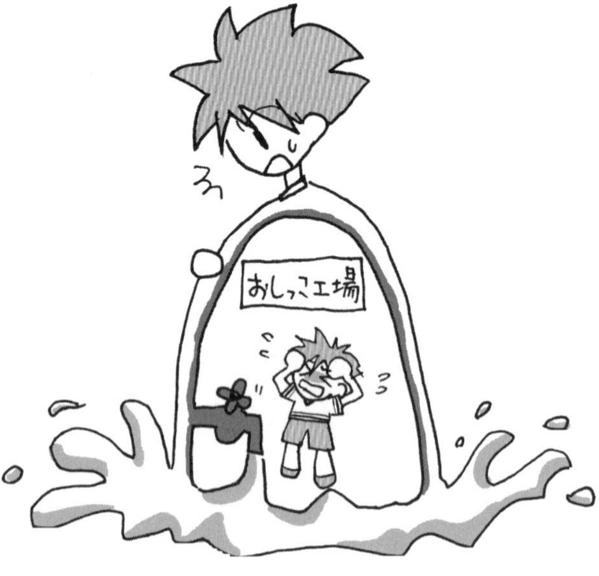

原因 その② 膀胱機能の未熟（膀胱型）

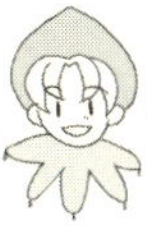

成熟してくると、膀胱はゆっくりしっかりとふくらみ、かなりの量の尿もしっかりとためられるようになるんだよ。

膀胱は、いわば尿をためるコップの役割。

それが、穴があいてたり（膀胱機能が未熟なために、しっかりたまらないうちに不随意に収縮し、尿を漏らしてしまうこと）、おままごと用の小さなコップ（膀胱自体が小さくて一晩分の尿をためきれないこと）だったりすると、夜尿の原因になるんだ。

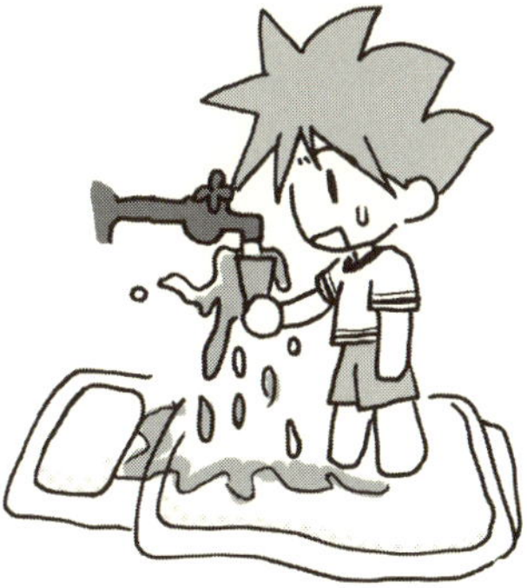

原因　その③　覚醒《かくせい》反応の未熟（寝る子は育つ！）

睡眠リズムがしっかりできてくると、夜寝ている間に膀胱に尿が充満すると、自然に睡眠が浅くなり、「おしっこしたいな」って思って、自然に目が覚めるんだ。（たとえ寝ぼけているとしても！）

夜尿症の子は睡眠が深く、膀胱充満時に、睡眠が浅くなっても、目が覚めないんだよ。

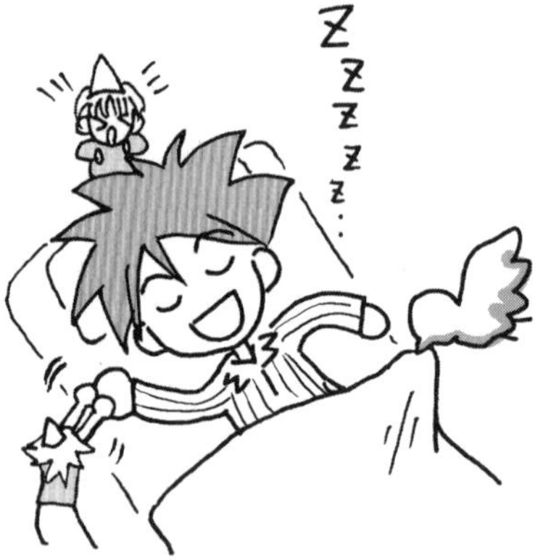

低浸透圧形と膀胱型、２つの要因が重なったものを、混合型っていうんだ！

院長室から

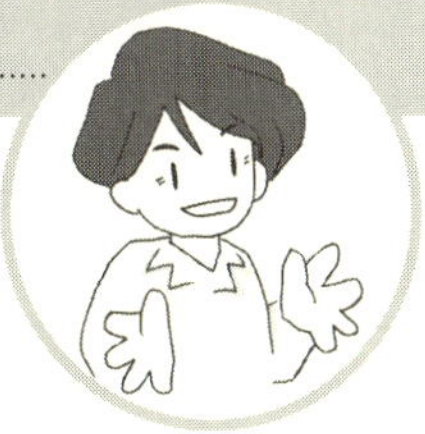

夜尿の定義関連についてひとこと

おねしょの原因は、1900年代の前半には膀胱機能の異常、睡眠の異常とする報告が多くなされています。その後、自律神経、体質、アレルギーなどの研究を経て、77年にディスモン（Dismon）が抗利尿ホルモンの分泌低下を報告しています。

現在は、膀胱の蓄尿・排尿機能、睡眠リズム、抗利尿ホルモン分泌機構を中心とする中枢神経系の発達のアンバランスによると考えられています。

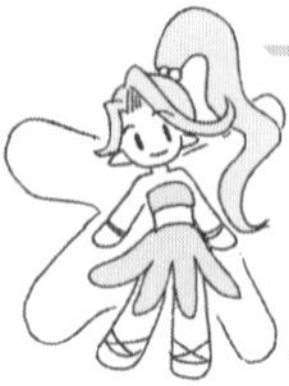

おねしょと楽しくつきあえる魔法の言葉をプレゼントするお部屋

ここは、おねしょと楽しくつきあえる魔法の言葉をプレゼントするお部屋です。

さて、どんな魔法の言葉がもらえるか、自分の番号を決めることからチャレンジしてみましょう。

やり方は、簡単です。

質問を読んで、合っているものに○をつけてください。

○が多かったものがあなたの番号です。

次のページの、その番号の魔法の言葉を読んでくださいね。

どの質問も同じくらい○があったら、すべての言葉をプレゼントします。

お母さん向けと、子ども向けがあります。

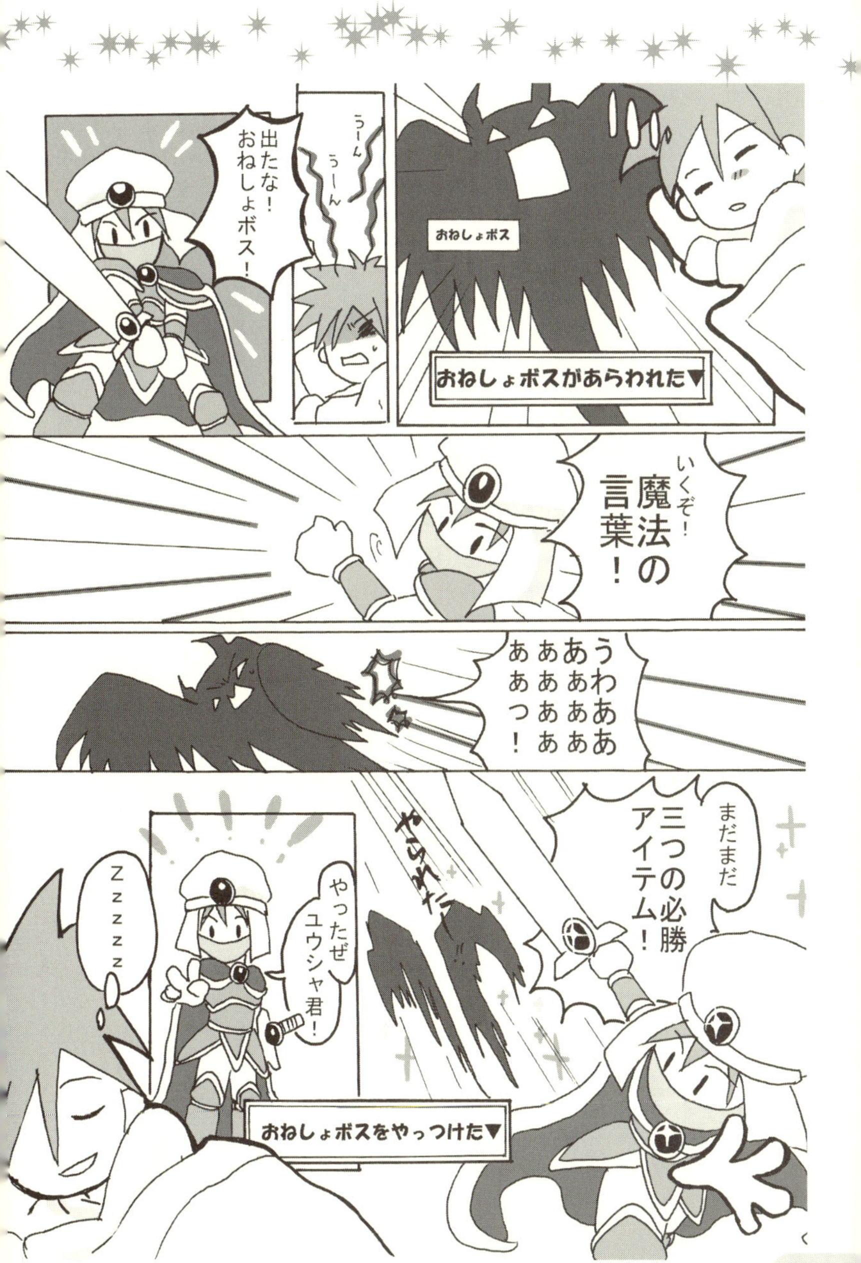
おねしょボス
おねしょボスがあらわれた▼
うーん
うーん
出たな！おねしょボス！
いくぞ！
魔法の言葉！
うわああああああああああっ！
まだまだ三つの必勝アイテム！
やられた
やったぜユウシャ君！
Zzzzz
おねしょボスをやっつけた▼

◆ 最初はお母さんがチャレンジ！ ◆

あてはまるものに○をつけてください。（複数可）

NO.1

□迷信や言い伝えは本当だと思う

□どちらかといえば悪いほうに考えてしまいがちである

□心配性である

□おねしょは、「ずっと続くのでは」と思っている

□いやなことがあると引きずってしまいがちである

NO.2

□時々、自分は母親失格だと思う

□やることをやっていないように感じる

□子どものおねしょは私の責任だと感じている

□私はルーズである

□時々家族から非難されているように感じる

NO.3

□自分のことが好きになれない

□自分のやることに自信がもてない

□言いたいことやしたいことが言えない

□時々何もかもいやになる

□ふと一人ぼっちなような気がして寂しくなる

さて、１番○が多かったのはどれでしょう。

◆おねしょと楽しくつきあえる魔法の言葉◆
～お母さんのために～

次の魔法の言葉を贈ります。時々、心の中で魔法の言葉を、自分に言ってあげてください。

NO.1 だったあなた

親として、ずいぶんと不安な思いをしてきましたね。でも、安心してください！

「おねしょは、ぜったい治ります！」

NO.2 だったあなた

いままで、親としての自分を責めたり、人から責められたりしてきたんですね。でも、大丈夫！

「子どものおねしょは、あなたのせいではありません。親も子も悪くありません！」

NO.3 だったあなた

ずいぶんと苦しんできたのですね。でも大丈夫！

あなたは、かけがえのない存在です！

おねしょをしていても、していなくても、あなたの子どもは、あなたの大切な子どもです！

「子どもやあなたの価値に変わりはありません！」

◆次《つぎ》は、子《こ》どもがチャレンジ！◆

あっているところに○をしてね。

いくつ○をつけてもいいですよ。

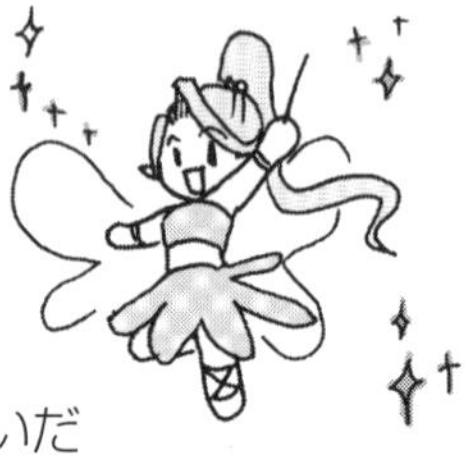

NO.1

□おとまりがこわい

□おねしょがなおるかどうかしんぱいだ

□おねしょはなおらないとおもう

NO.2

□おねしょしているじぶんは、だめな子《こ》だとおもう

□おねしょをするとしかられる

□ともだちにおねしょがばれるのがこわい

NO.3

□おねしょのことで、きょうだいにばかにされる

□おねしょのせいで言《い》いたいことやしたいことが言《い》えない

□お父《とう》さんやお母《かあ》さんにおねしょをからかわれる

さて、いちばん○がおおかったのはどれかな。

◆おねしょと楽《たの》しくつきあえる魔法《まほう》の言葉《ことば》◆
〜お子《こ》さんのために〜

みんなに、つぎの魔法《まほう》の言葉《ことば》をおくります。

夜《よる》、寝《ね》る前《まえ》に、「　」の中《なか》の魔法《まほう》の言葉《ことば》を声《こえ》に出《だ》して3回読《かいよ》んでみましょう。**おねしょマン**がやってきて、**おねしょボス**をやっつけてくれます。

NO.1 だったあなた

ずいぶんと、ふあんなきもちでしたね。

でも、あんしんしてね！

「おねしょは、ぜったいなおります！」

NO.2 だったあなた

ずいぶんと、じしんをなくしてきたんですね。

でも、だいじょうぶ！

「おねしょをしているじぶんは、わるくない！」

NO.3 だったあなた

いままで、さびしかったりくやしかったりしてきましたね。

あなたは、ひとりではありません！

「おねしょをしても、してなくても、じぶんはお父《とう》さんとお母《かあ》さんのたいせつな子《こ》どもです！」

第2章 おねしょ外来をのぞいてみよう！

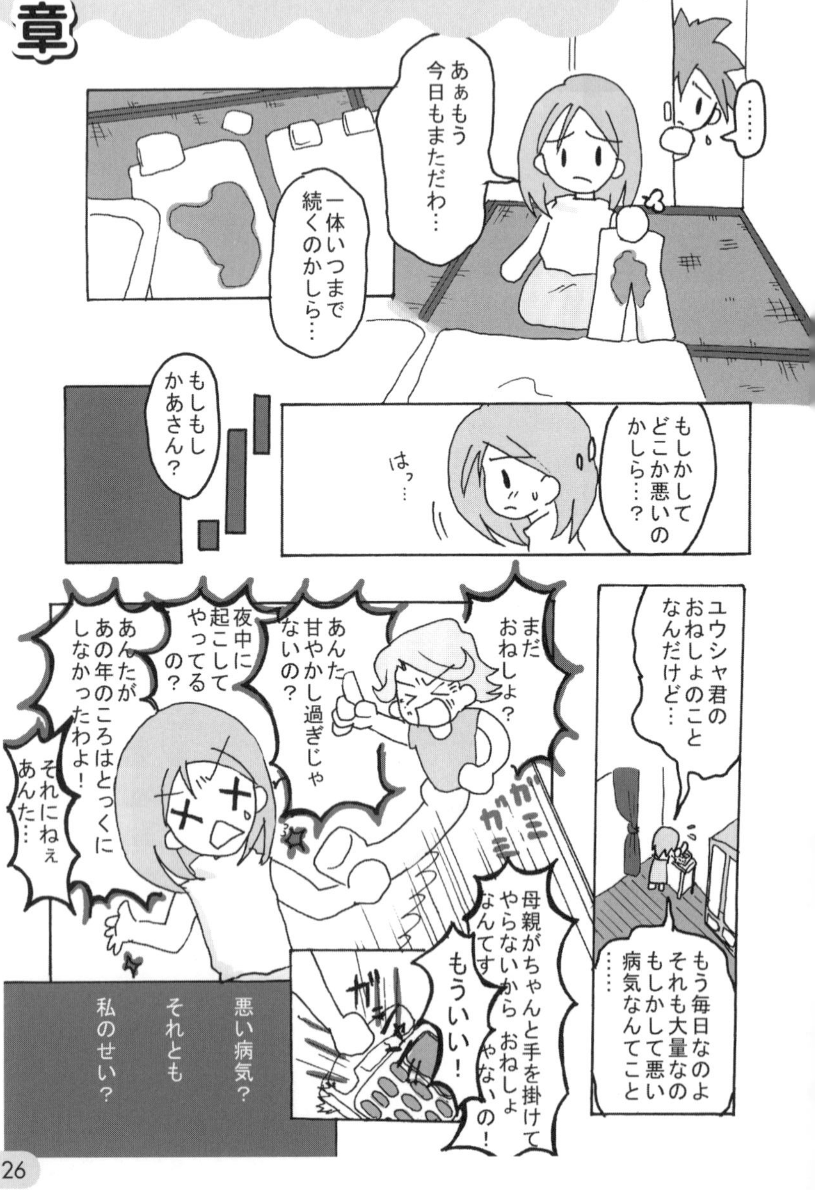
……
あぁもう
今日もまただわ…
一体いつまで
続くのかしら…
もしかして
どこか悪いの
かしら…？
はっ…
もしもし
かあさん？
ユウシャ君の
おねしょのこと
なんだけど…
もう毎日なのよ
それも大量なの
もしかして悪い
病気なんてこと
……
まだ
おねしょ？
あんた
甘やかし過ぎじゃ
ないの？
夜中に
起こして
やってる
の？
あんたが
あの年のころはとっくに
しなかったわよ！
それにねぇ
あんた…
ガミ
ガミ
母親がちゃんと手を掛けて
やらないから おねしょ
なんてす
ゃないの！
もういい！
悪い病気？
それとも
私のせい？

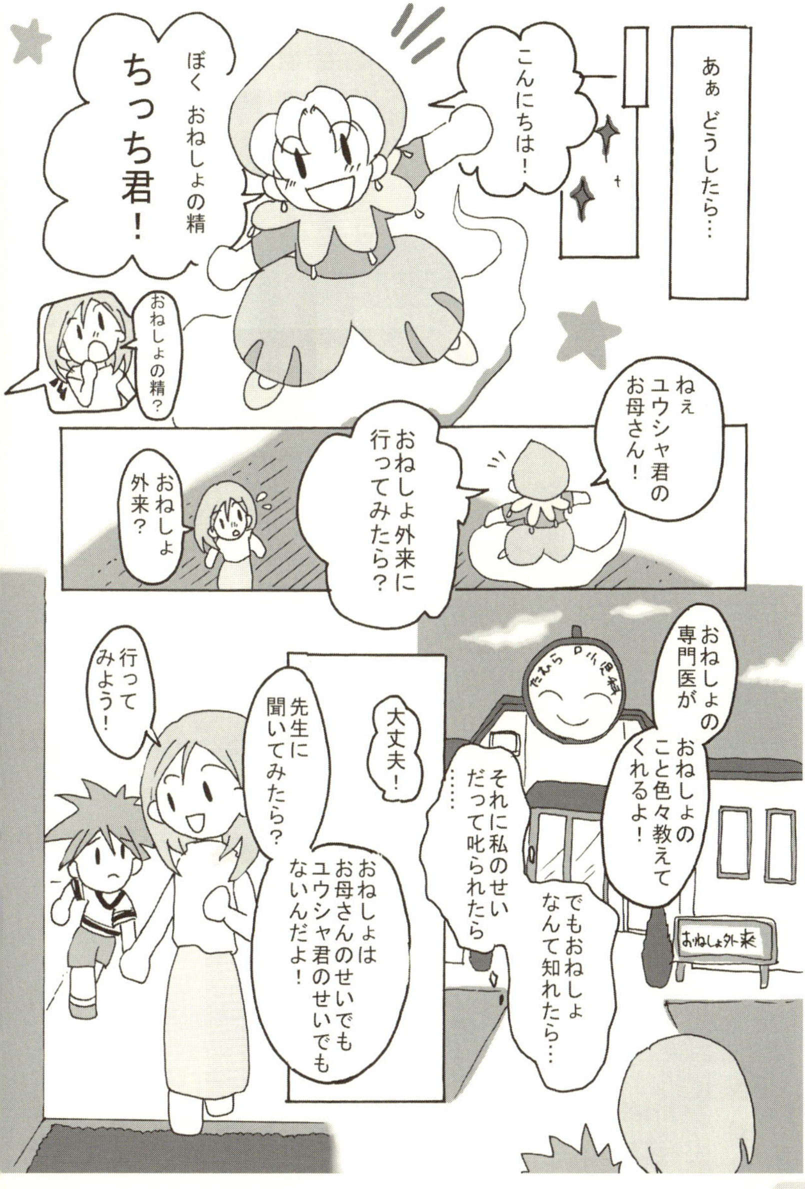

あぁ どうしたら…
こんにちは！
ぼく おねしょの精 ちっち君！
おねしょの精？
ねぇ ユウシャ君の お母さん！
おねしょ外来に 行ってみたら？
おねしょ 外来？
おねしょの 専門医が
おねしょの こと色々教えて くれるよ！
おねしょ外来
でもおねしょ なんて知れたら…
それに私のせい だって叱られたら ……
大丈夫！
先生に 聞いてみたら？
おねしょは お母さんのせいでも ユウシャ君のせいでも ないんだよ！
行って みよう！

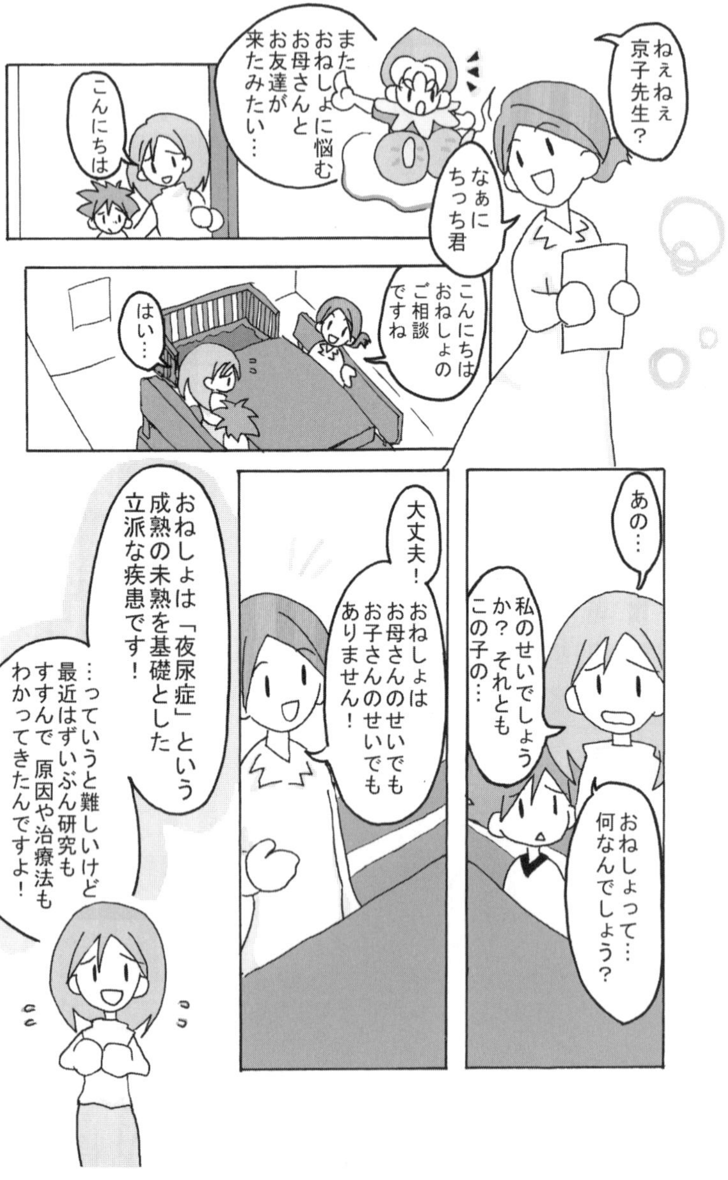

ねぇねぇ京子先生？
なぁにちっち君
またおねしょに悩むお母さんとお友達が来たみたい…
こんにちは
こんにちはおねしょのご相談ですね
はい…
あの…
私のせいでしょうか？それともこの子の…
おねしょって…何なんでしょう？
大丈夫！おねしょはお母さんのせいでもお子さんのせいでもありません！
おねしょは「夜尿症」という成熟の未熟を基礎とした立派な疾患です！
…っていうと難しいけど最近はずいぶん研究もすすんで 原因や治療法もわかってきたんですよ！

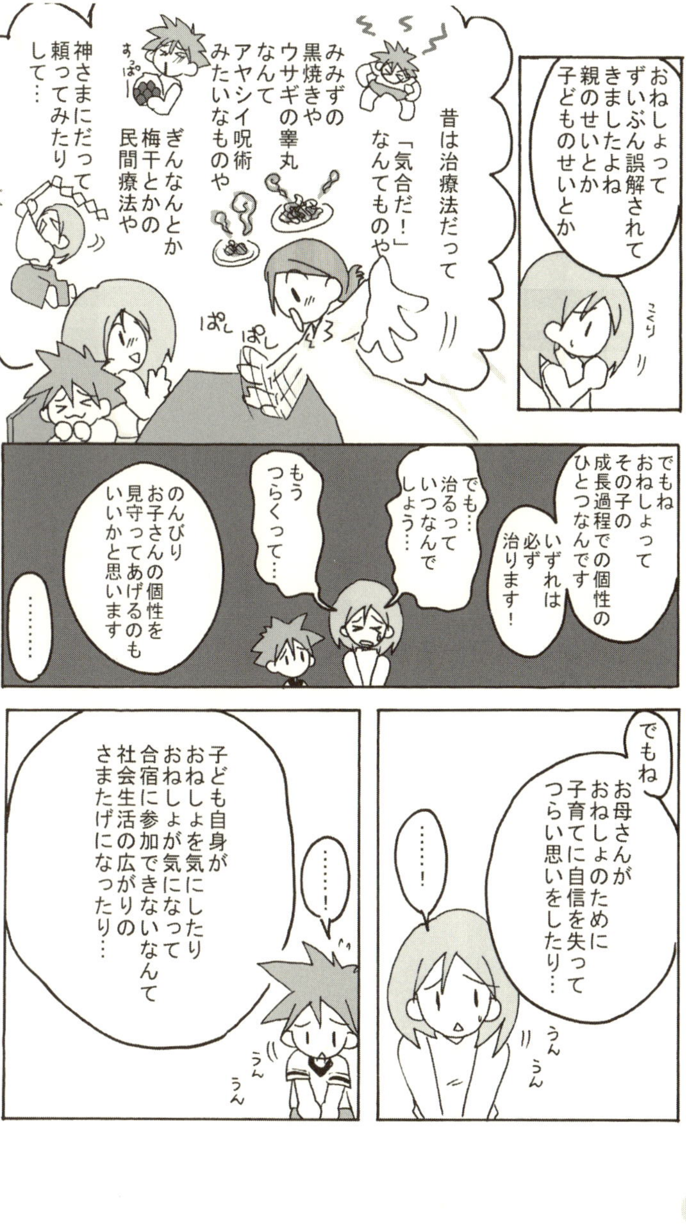

おねしょって
ずいぶん誤解されて
きましたよね
親のせいとか
子どものせいとか
こくり
昔は治療法だって
「気合だ！」
なんてものや
みみずの
黒焼きや
ウサギの睾丸
なんて
アヤシイ呪術
みたいなものや
ぎんなんとか
梅干とかの
民間療法や
神さまにだって
頼ってみたり
して…
ぱし ぱし
でもね
おねしょって
その子の
成長過程での個性の
ひとつなんです
いずれは
必ず
治ります！
でも…
治るって
いつなんで
しょう…
もう
つらくって…
のんびり
お子さんの個性を
見守ってあげるのも
いいかと思います
………
でもね
お母さんが
おねしょのために
子育てに自信を失って
つらい思いをしたり…
……！
うん
うん
子ども自身が
おねしょを気にしたり
おねしょが気になって
合宿に参加できないなんて
社会生活の広がりの
さまたげになったり…
……！
うん
うん

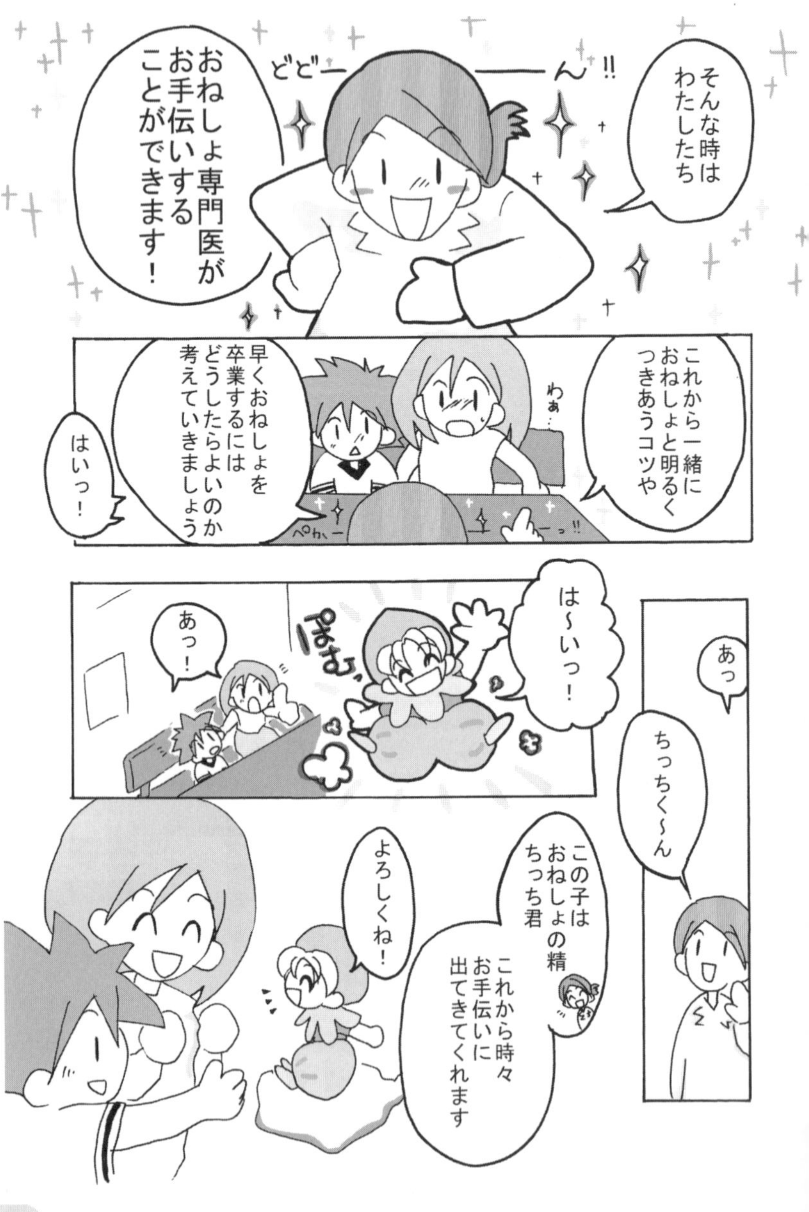
そんな時はわたしたち
どどーーーん!!
おねしょ専門医がお手伝いすることができます!
これから一緒におねしょと明るくつきあうコツや
わぁ…
早くおねしょを卒業するにはどうしたらよいのか考えていきましょう
はいっ!
ぺかーーっ!!
あっ
ちっちく~ん
は~いっ!
ぽむっ
あっ!
この子はおねしょの精ちっち君
これから時々お手伝いに出てきてくれます
よろしくね!

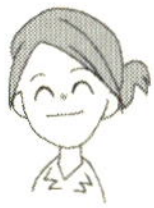

おねしょはいつからですか？　赤ちゃんの時からずっとですか？

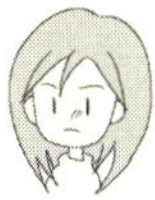

はい、そうです。

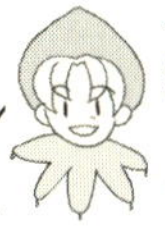

赤ちゃんの時から続くおねしょを一次性の夜尿といい、多くは生理的なものなんだ。それに対し、一度は完全に夜間の排尿がなくなったのに、何かの原因でまたおねしょが始まるのを二次性の夜尿といい、心理的要因等の関与が考えられるんだよ。

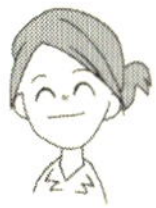

週に何回くらい？　おねしょの量はどのくらいですか？

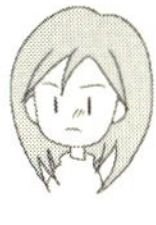

もう、毎日です。おむつがずっしり重くなってあふれるくらい……。

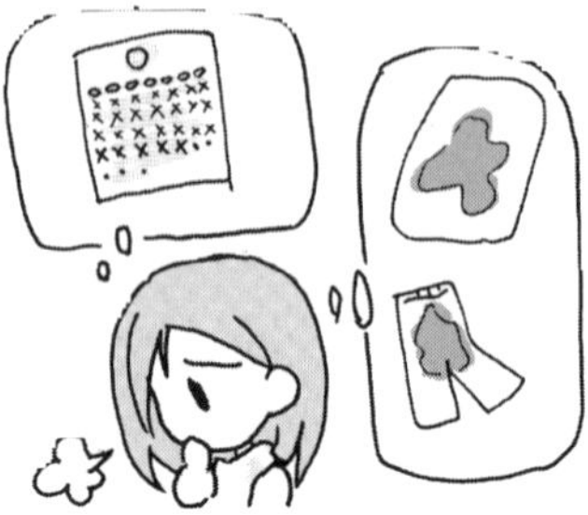

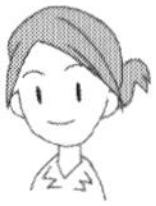
時間はいつごろか、おわかりになりますか？
「寝しな」とか「夜中」とか「明け方」とか。

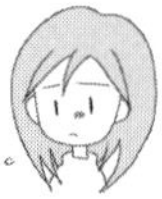
そうですね……。私たちが寝るころ出ちゃってることもあるので、夜中と朝方と2回くらいかと思います。

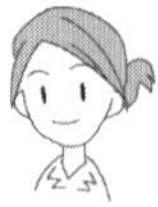
自分で気づきますか？　目が覚めて着がえることはありますか？

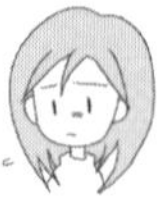
いいえ……。もうびしょびしょでも平気で寝ていて……。どうして……だらしない……。

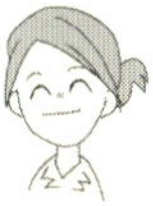

お母さん、大丈夫ですよ。だらしがないわけではありません。びしょびしょに気がつくようならおねしょしませんから。気づかずに寝ているのが、おねしょのお子さんでは、当たり前なんです。……今まで、腎臓とか膀胱の病気をしたことはありますか？

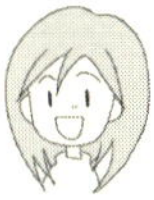

ありません。

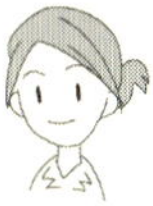

お父さん、お母さんが、小さいころおねしょがあったようなことはありますか？

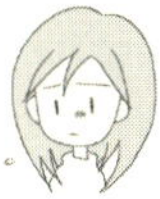

いいえ、私は……。父親のほうにあったようですが……。

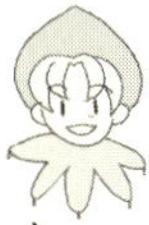

夜尿症には家族歴があることが多く、遺伝的要因の関与も考えられているんだ。

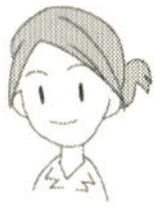

（ユウシャ君に向かって）おねしょはね。悪いことではないんだよ。ほら、学校のクラスでも、背の高い友達とか、体の小さい友達とかいるでしょう？体質とか、個性の違いだよね。それと同じ。君の場合、

まだおねしょが治る時期がきていないだけで、必ず治るよ。君は悪い子じゃないし、赤ちゃんでもない。大丈夫。

……。

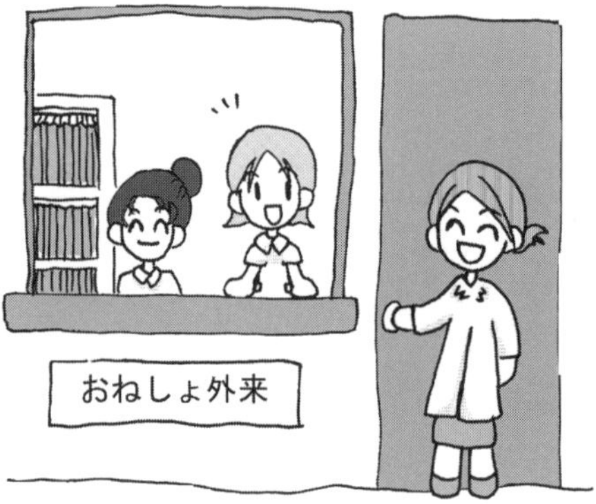

それでね、どうしておねしょしてしまうのか、少し調べたいのだけど、いいかな？　協力してくれる？

……痛いこと、する？

……はじめに、エコーの検査をするね。このテレビで、君のおなかの中を見るの。ちょっとくすぐったいけど、痛くないからね。

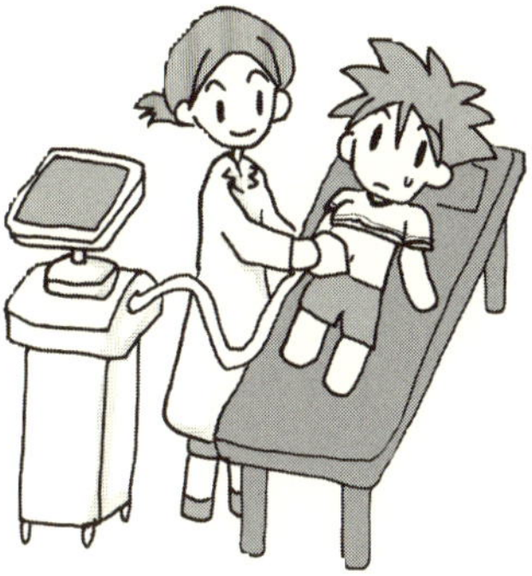

ほら。これが膀胱だよ。おしっこを入れる袋。……おしっこ、いっぱいたまってるね……。こっちが腎臓。おしっこを作る工場なの。……どっちもきれいね。

腹部の超音波検査で、泌尿器系に、形態的な異常がないか、調べるんだよ。おなかにゼリーをつけて特殊な機械でなでるだけだから、痛くないし、体に害もないよ。

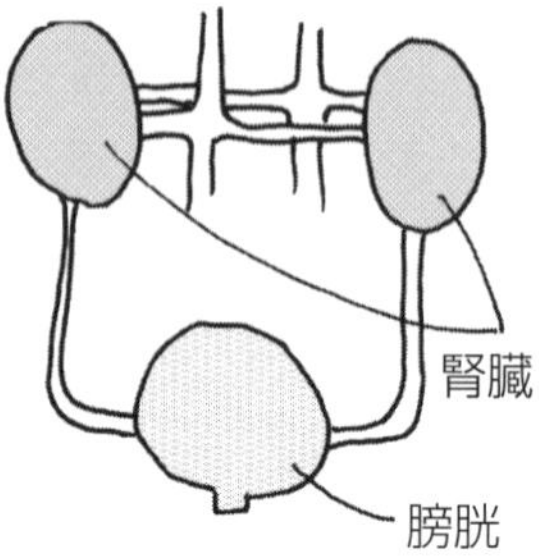

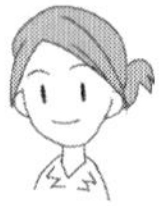
じゃあ、今度は、１回トイレに行って、おしっこしてきてくれるかな？　そうしたら、おしっこ空っぽになったか、もう一度テレビで見せてね。

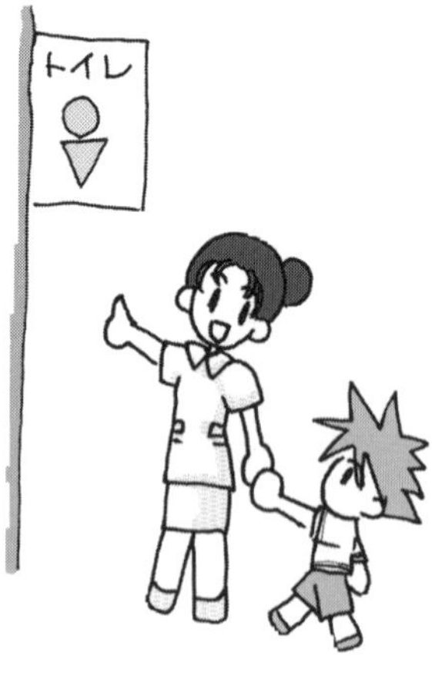

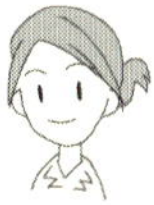

おしっこいっぱい出た？　じゃ、もう一度、いっしょにテレビ見ようね。

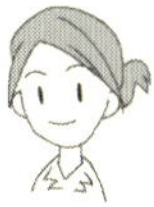

ほら。さっきのおしっこためる袋、空っぽになっているでしょう？　しっかり、全部出せたみたいね。

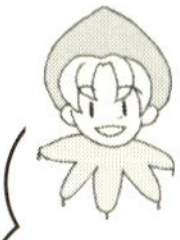

5歳前後までは、生理的に「残尿」があって、排尿後も、膀胱に尿が残ってしまうことがあるんだ。しっかり排尿しても残尿があると、夜寝る前におしっこしても、体に残るおしっこが多くなっておねしょの原因になったり、膀胱がおしっこを出そうと勝手に収縮しておねしょの原因になったりするんだよ。この残尿の有無によって、膀胱機能が年齢相応に成熟しているかどうかがわかるんだ。

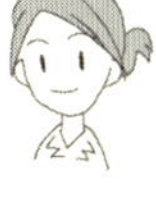

じゃあ、今度は、血液検査をするね。体に病気がないかどうか調べる大事な検査だよ。ちょっと注射するけど、大丈夫かな？

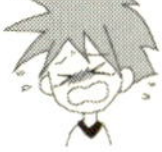

注射、やだ！

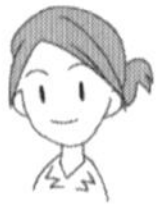すこ～しだから。ちくっとするだけ。蜂に刺されるより痛くないよ。泣いてもいいよ。

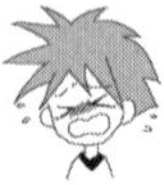やだ、やだ、やだ!!

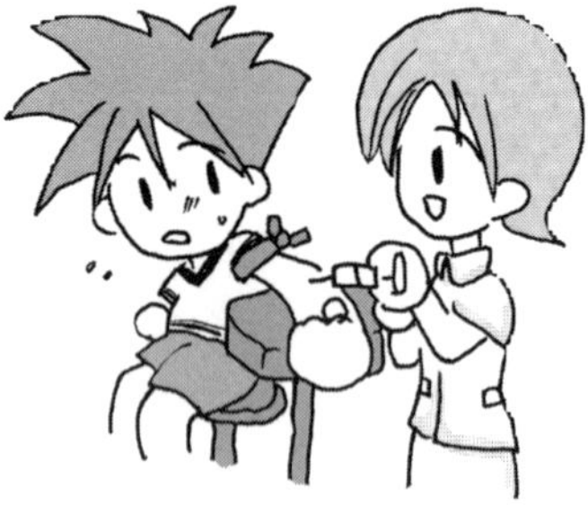

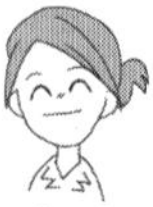よくできたね。えらかった。どう、痛かった？

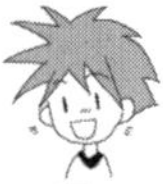……ううん……あんまり……。

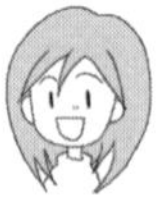やればできるんでしょう。大騒ぎして……。

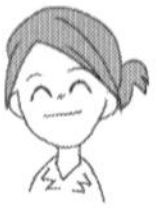注射の好きなお子さんはいませんからね。よくがんばりましたよ。では、お母さん、あとは、夜の間、おしっこがしっかり濃くなっているかどうか調べるために、朝一番のおしっこを持ってきてください。

おうちで最大膀胱容量も測ってみてくださいね。結果は３日後にお話します。それによって、ユウシャ君のおねしょのタイプがわかります。それまで、生活を少しずつ「対おねしょモード」に改善していってくださいね。

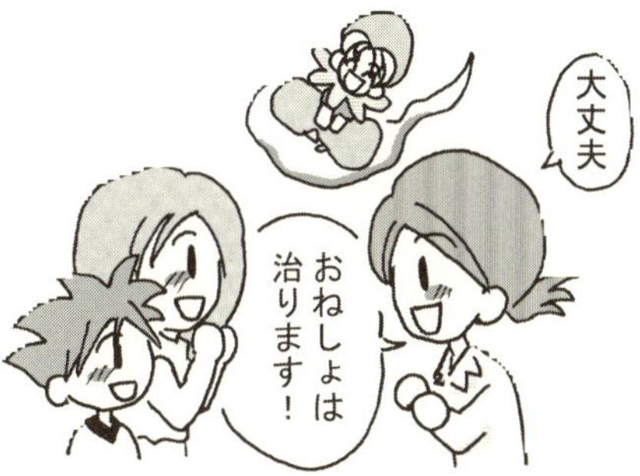

最大膀胱容量は、「もう我慢できない！」というくらい、思いっきり我慢したときの尿量を測ったものなんだ。１回だと緊張や意識しすぎで少なめになることがあるから、２～３回平均を取るのがベストだよ。

どお？　おねしょ外来、決して怖いところではなかったでしょ？それから、おねしょの改善には、「おねしょを治すための生活リズム」を作っていくことも大事なんだ。それじゃ、具体的にどうしたらよいのか、いっしょに考えてみよう！

院長室から

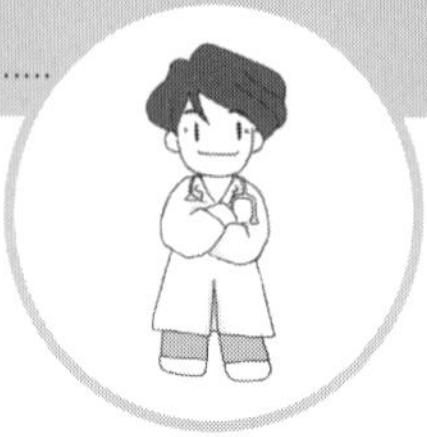

おねしょの頻度

おねしょの頻度は、報告によりばらつきがありますが、5歳で20〜30%とするのが多いようです。また、人種や、社会生活とも関連が深く、経済状態の良くない国では高頻度に見られます。

自然治癒率は毎年15〜20%とされています。治療を受けた場合の治癒率は約3倍ですが、治療の目標は一定ではなく、おねしょが数か月なくなるとするものから、1か月1〜2回ならよいとするものまであります。

また、遺伝もよく知られており、片方の親におねしょがあると、40%。両親では70%におねしょが見られます。もちろん、おねしょ君の両親におねしょのある人はほとんどいませんから、ぜったい治ると自信をもってよいわけです。

これから、魔法の言葉を覚えたり、秘密のアイテムを手に入れたりしながら、いっしょにおねしょをやっつけようね！

そっか！　おねしょはやっつけられるんだ！

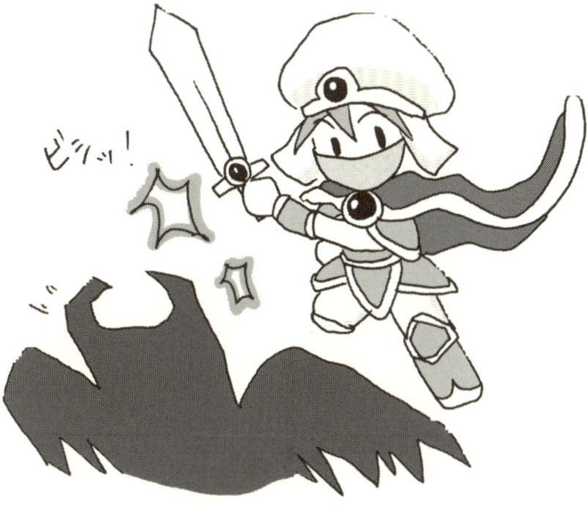

第3章 おねしょボスをやっつけろ！
～対おねしょモードの生活リズムの作り方～

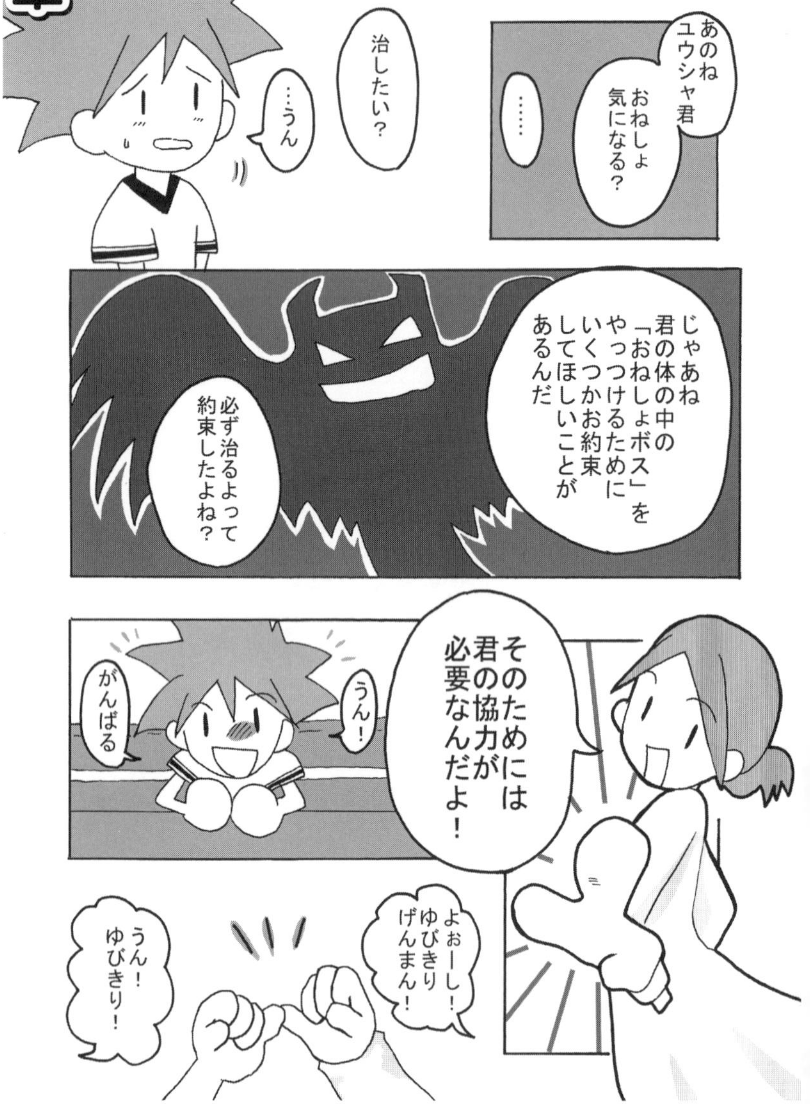

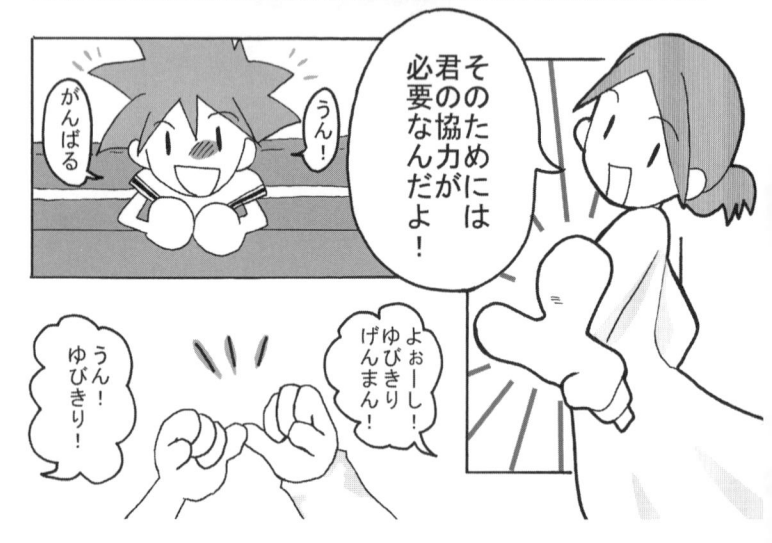

あのね ユウシャ君
おねしょ 気になる？
……
治したい？
…うん
じゃあね 君の体の中の 「おねしょボス」を やっつけるために いくつかお約束 してほしいことが あるんだ
必ず治るよって 約束したよね？
そのためには 君の協力が 必要なんだよ！
うん！
がんばる
よぉーし！ ゆびきり げんまん！
うん！ ゆびきり！

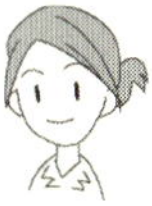

まず１つめ。夜寝る前にはきちんとおしっこすること。眠くても、面倒でも、絶対ね。

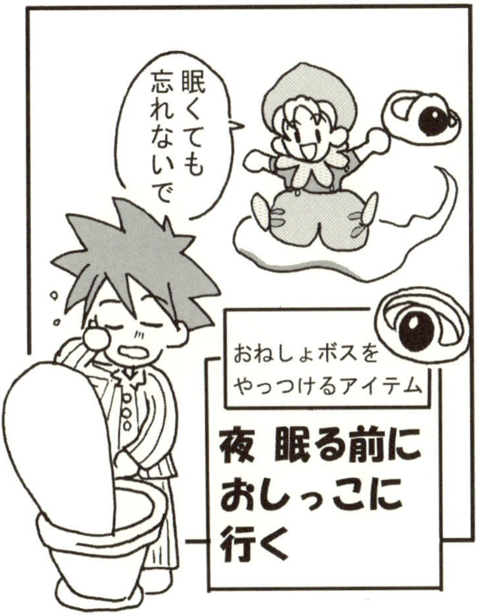
眠くても
忘れないで
おねしょボスを
やっつけるアイテム
夜 眠る前に
おしっこに
行く

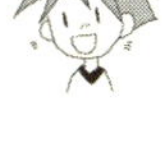

うん。できる。

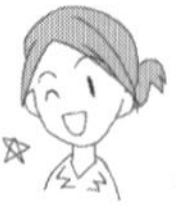

2つめ。寝相《ねぞう》はいいほうかな？……寝る時に、手や足を出して、お布団蹴飛ばしててもいいんだけど、おなかやおしりは冷やさないこと。紙パンツの上にショートパンツをはいてパジャマを着るとか、腹巻をするとか工夫してね。

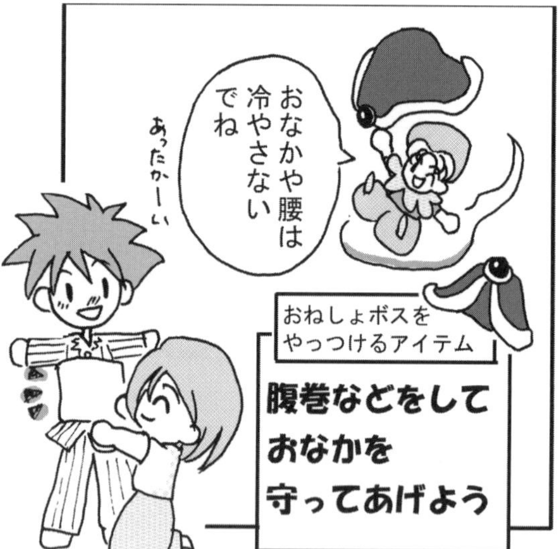

おなかや腰は冷やさないでね
あったかーーい
おねしょボスをやっつけるアイテム
腹巻などをしておなかを守ってあげよう

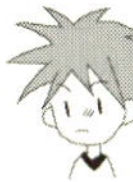
うん。

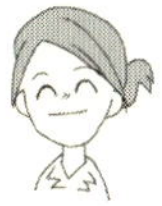
（母親に）おねしょには冷えが大きく関与します。

子どもは暑がりですから、手や足は体温を調節できるように薄着にして、出してあげてもかまいません。おふとんを蹴飛ばしていても結構です。

ただし、おなかから腰にかけては冷やさないように、「パンツを２枚にする」とか、「ショートパンツとパジャマを重ねる」とか、「長めの腹巻をさせる」とか、工夫してあげてください。

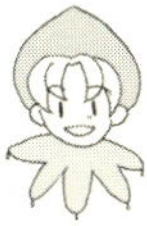
この部分には、おしっこを濃くするホルモンが出るスイッチがあるんだ。冷やさないようにしてね。

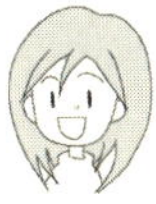
はい。

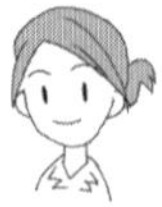

3つめ。一番、大変かなあ、と思うんだけど、水分のとり方のバランスです。

お母さん、だいたい、何時に夕ご飯で、何時にお風呂で、何時ごろ寝ていますか？　夕食時に、麦茶や牛乳を飲む習慣はありますか？

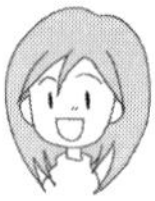

夕食が7時ごろ、そのあとお風呂で、寝るのが10時くらいです。夕食の時は牛乳が好きで飲んでいます。

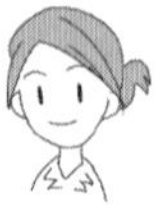

では、夕食から寝るまでの間、なるべく水分をひかえてください。

それから、ウーロン茶、紅茶、コーヒーなどのカフェインの入った飲み物や、牛乳や、果汁には利尿作用があります。夜は、こういった飲み物はやめてください。夕食の時には、なるべく何も飲まずにしっかりかんで食べるのが理想です。

でも、急に何も飲むな、といっても難しいと思いますので、まずは麦茶にしてください。慣れてきたら、少しずつ量を減らして、コップを小さくするとか、氷でかさを増やすとかしてください。夕食には汁物とかのどの渇くような味付けは避けて。夕食後の果物も我慢してください ね。

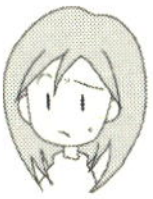
お風呂の後にのどが渇いたと、どうしてもごくごく飲んでしまうんですけど……。

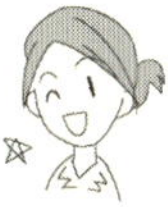
氷を少しなめさせるとか、小さいコップで量を決めて少しだけのどを潤すとか、工夫してあげてください。夜、寝る前2～3時間の水分は、夜間のおしっこにつながります。

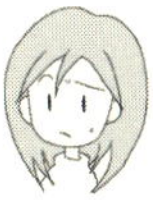
でも、それでは、脱水になりませんか？

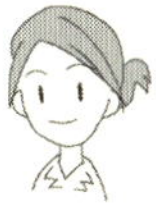
夜までに1日分の水分をしっかりとっておけるように、水分のとり方を「対おねしょモード」にしてあげることが大事なんです。

具体的には、朝起きたらしっかり飲む。朝食時には牛乳など200cc＋αくらい水分をとる。学校の給食時には牛乳200cc＋もう100ccくらい飲めるといいですね。学校から帰ったら、おやつに水分を200～300ccくらい。夕方に再度水分をとらせて、夜からしっかりひかえる。

体が乾きを感じる前にしっかり水分を蓄えるように、

昼間のうちに１日分の水分をとるようにしておくと、夜にはそんなにのどは渇かないと思います。

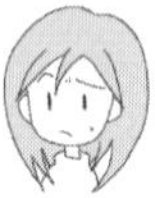

夕方や夜、運動をすることがあるんですが、その時はどうしたらよいですか？

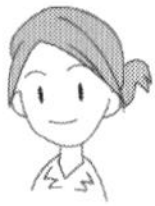

どんな運動を、何時から何時まで、ですか？

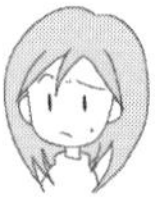

水泳が週１回、夕方４時からです。あと、サッカーが夜６時から７時ころまで週に１回あって、その日は帰ってから８時くらいに夕食で、お風呂に入ると９時には寝てしまいます。

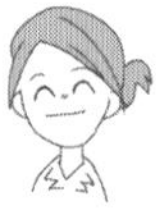

水泳は時間的に問題なさそうですね。サッカーの時は、運動前、それから途中の休憩の時にこまめに水分を補給することが第一ですね。とった水分量がわかるように、水筒に決まった量だけ入れて、そこから飲むようにしてください。

サッカーをした翌朝のおねしょの状態を見て、いつもより量が多くなっているようなら飲みすぎだと思います。その時は持参する水分の量を減らしてください。

それと、夕食から寝るまでの時間がかなり短いですから、食事の水分量に気をつけてあげてください。運動した日は生野菜は避ける、とか、お味噌汁は我慢する、とか。

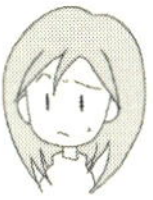

日中の水分はどうしたらよいでしょう。あまり学校では飲んでいないようで、家に帰ってからかなりがぶがぶ飲んでしまうんですが……。

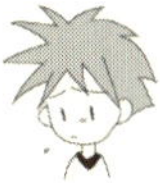

……学校の水、おいしくないし……。

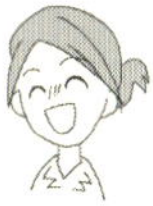

帰宅後、早い時間ならがぶがぶ飲んでもかまいませんが、からだの中を乾かさない、ということを考えるとこまめに飲めたほうがいいですね。学校の先生と相談して、「水筒にお水か麦茶を持っていく」とか、「保健室に置かせてもらって飲みに行く」とか、工夫してもよいかもしれませんね。

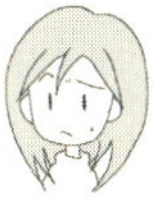

夜、家族が果物を食べていたり、お茶を飲んでいたりする時に、この子だけ我慢させるのはかわいそうなんですが……薬で治りませんか？

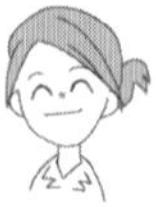

ご家族みんなで協力してあげてほしいんです。
お子さんが病気の時、たとえば高い熱があるような時は、ゆっくり休めるようにみんなで気をつけますよね。それと一緒です。

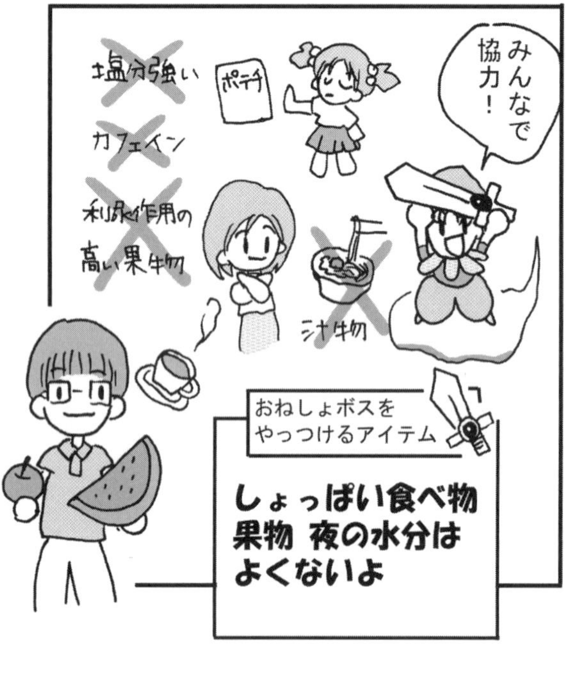
塩分強い
ポテチ
カフェイン
利尿作用の
高い果物
みんなで
協力！
汁物
おねしょボスを
やっつけるアイテム
しょっぱい食べ物
果物 夜の水分は
よくないよ

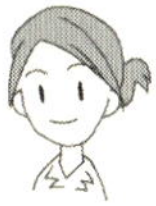

おねしょは、お風邪のように１週間お薬を飲んだから治った、というものではありません。ゆっくりあせらず、上手につきあうことです。

時間がかかって当たり前、大丈夫、必ず治る、ということをもう一度確認してください。

薬物治療ももちろんありますが、一粒飲んだらぱっとおねしょが治ってしまう、魔法の薬があったら、うれしいんですけどね。

お母さん、ダイエットなさったことはありますか？

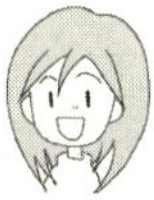

えっ？　……まあ……。

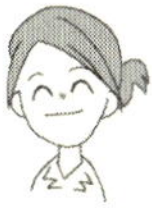

やせた〜い、けれど、運動や努力はしたくな〜い、おいしいもの好きなだけ食べた〜い。……と言いながら、ダイエットしてる人がいたら、どう思いますか？

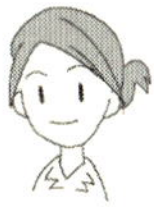

治療をはじめて、お薬を使う時でも、水分制限は必ずしていただきます。お薬によっては、きちんと水分制限ができないと副作用が出ることもあります。

厳しいようですが、日々の生活を少しずつ気をつける、その努力ができなければ、早く治すことはできません。

おねしょは治したい、生活は好きなようにさせたい、というのは、残念ながら無理です。どうしても水分制限ができないならば、自然に治る時期を待つしかないと思います。

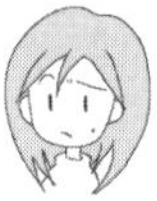

……はい……。ダイエット……そうですね……。ダイエット中、みんながおいしそうにケーキを食べてたら……大人だって、いやですよね……。食べてたら、やせられないですよね……。

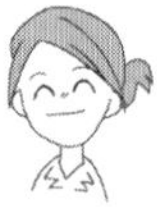

けれどね、お母さん。なにも、リバウンドしそうなほどがんばれ、と言っているわけではないんです。

大人だって、毎日何かを我慢しなくちゃ、と思うと、挫折します。ましてや、まだ7つです。家族みんなで、無理せず、できれば楽しく続けられる……それが一番大切です。

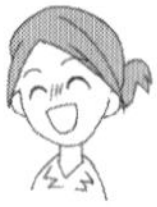

つまりね、「必ず治るからそれまではおねしょと仲良く暮らしましょう」、そういうことなんです

よ。でも、おねしょはなかなか気難しくて、仲良くするにはちょっとコツがいるんです。

はい……なんとなく、わかってきました……。仲良く……そうですよね。

おねしょだって、あなたの大切なお子さんの、大切な個性の1つなんですよ。「こんな個性なくたって……」と思われるかもしれませんけど……。

……。

ぼく……できる……かもしれない……かなあ。

治したいんだよね……。

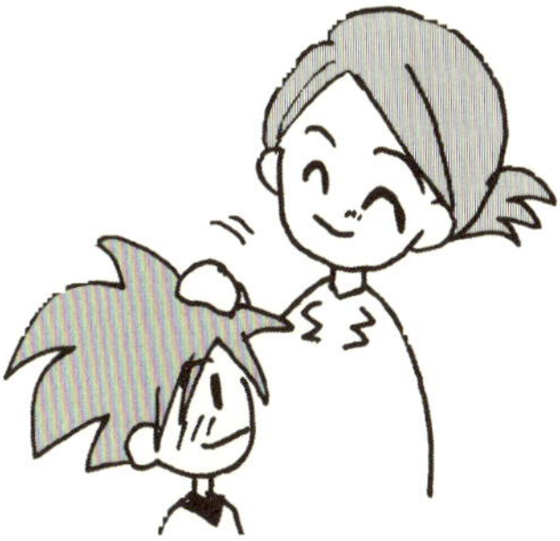

ホント!?　お母さん、お水飲んじゃだめとか、トイレ行きなさいとか、うるさく言うの、いやよ。

無理せず、楽しく、ね。みんなで協力してあげてくださいね。

対おねしょモードの生活リズムを作るのは、決して難しいことではないんだよ。

でも、毎日毎日、だと、大変だよね。

毎日、少しずつ、みんなでがんばろうね。

ねえ、ユウシャママ、ほんのちょっとのがんばりでも、しっかり認めて、1日でも失敗しなかったら、背が伸びたことのように喜んでほめてあげてね！

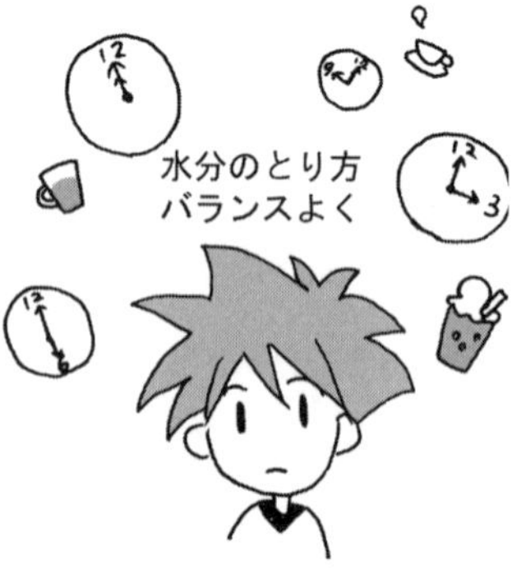

院長室から

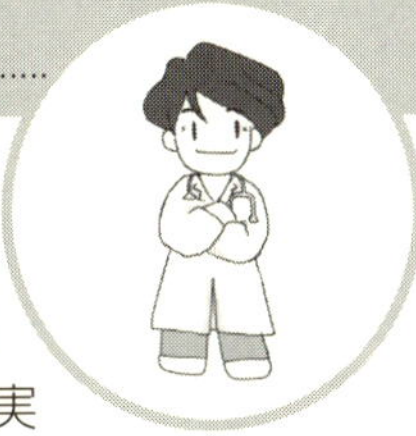

おねしょは最終的には、ほとんどが自然治癒するだけに、生活習慣の改善が最も基本的で、重要な治療法です。実際、昔から行われている治療法で科学的根拠のあるものはこれだけであり、それなりに効果は上げてきました。しかし、おねしょの原因が個人の夜間の排尿機構の未熟性にある以上、あくまで補助的な治療であり、そこに重点を置きすぎると本人、家族に無用なストレスを与えることとなります。また、生活習慣の改善は本人だけでは、とても無理で、家族みんなの協力が必要になります。といっても、みんなでつらさを分け合うのではなく、塩分、糖分の多い食事をひかえることは生活習慣病の予防になりますし、夜間にカフェインの多い飲み物を避けることも、健全な睡眠が得られ、家族みんなの健康に役立つことになります。おねしょの治療は、「排尿機構が完成するまで、ベッドを濡らさないでおくこと」で、ゴールまでの時間は治療の有無に関係ないとの意見もありますが、実際にはおねしょのない日が増えてくるとゴールまでの時間がどんどん短くなるのはよく経験することです。家族みんなが健康に気づかい、ユウシャ君を支えることで、おねしょボスを倒す日はすぐそこにきています。

✕ 叱られると、おねしょボスがむくむく……

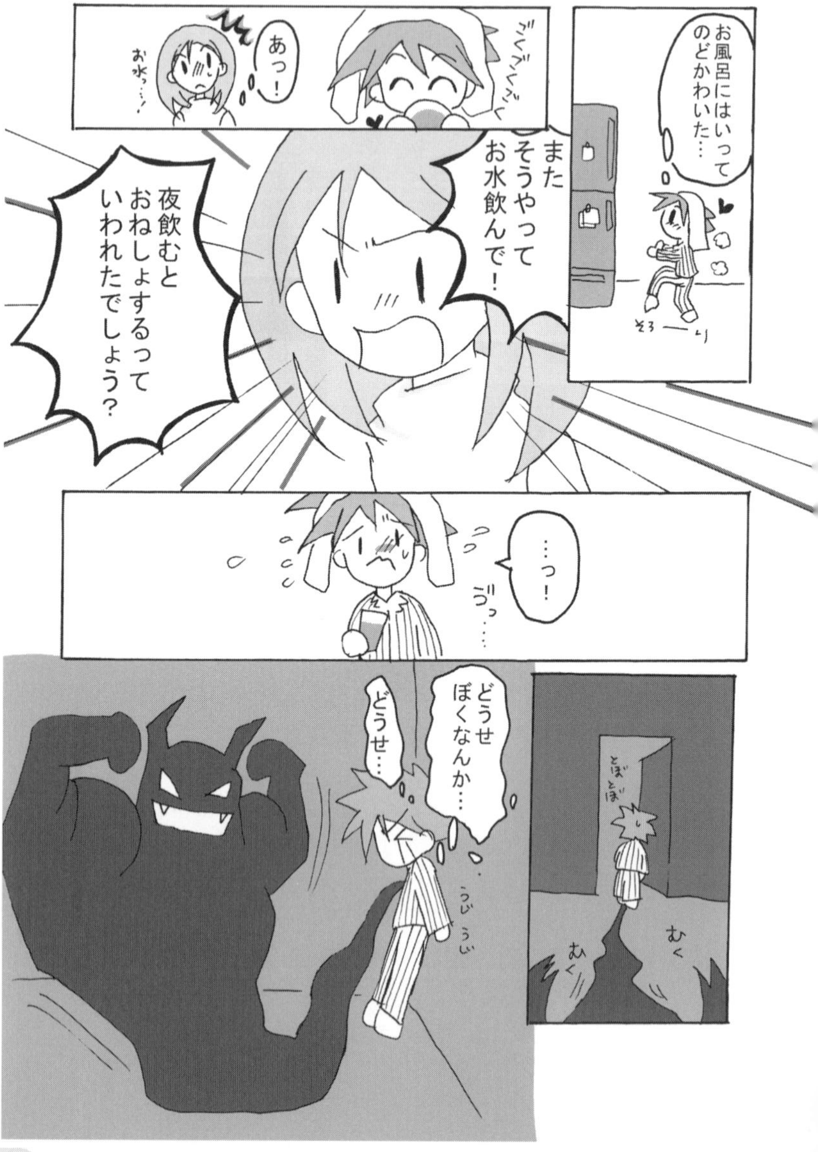
お風呂にはいって のどかわいた…
そろーり
ごくごくごく
あっ！
お水っ…！
また そうやって お水飲んで！
夜飲むと おねしょするって いわれたでしょう？
…っ！
うっ…
とぼとぼ
むく
むく
どうせ ぼくなんか…
どうせ…
うじうじ

○ いっぱいほめて、おねしょボスをやっつけよう！

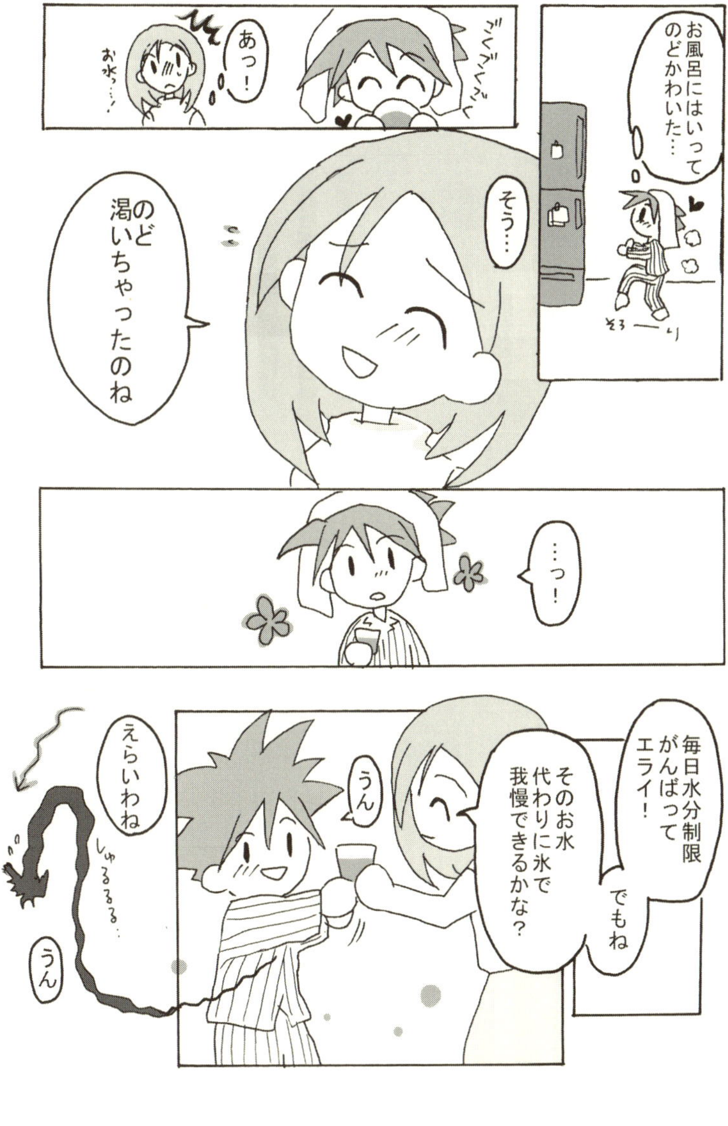

お風呂にはいって
のどかわいた…
そろ〜り
ごくごくごく
あっ！
お水っ…！
そう…
のど渇いちゃったのね
…っ！
毎日水分制限がんばってエライ！
でもね
そのお水代わりに氷で我慢できるかな？
うん
えらいわね
しゅるるる…
うん

第4章 お母さんがおねしょと仲良くつきあうために

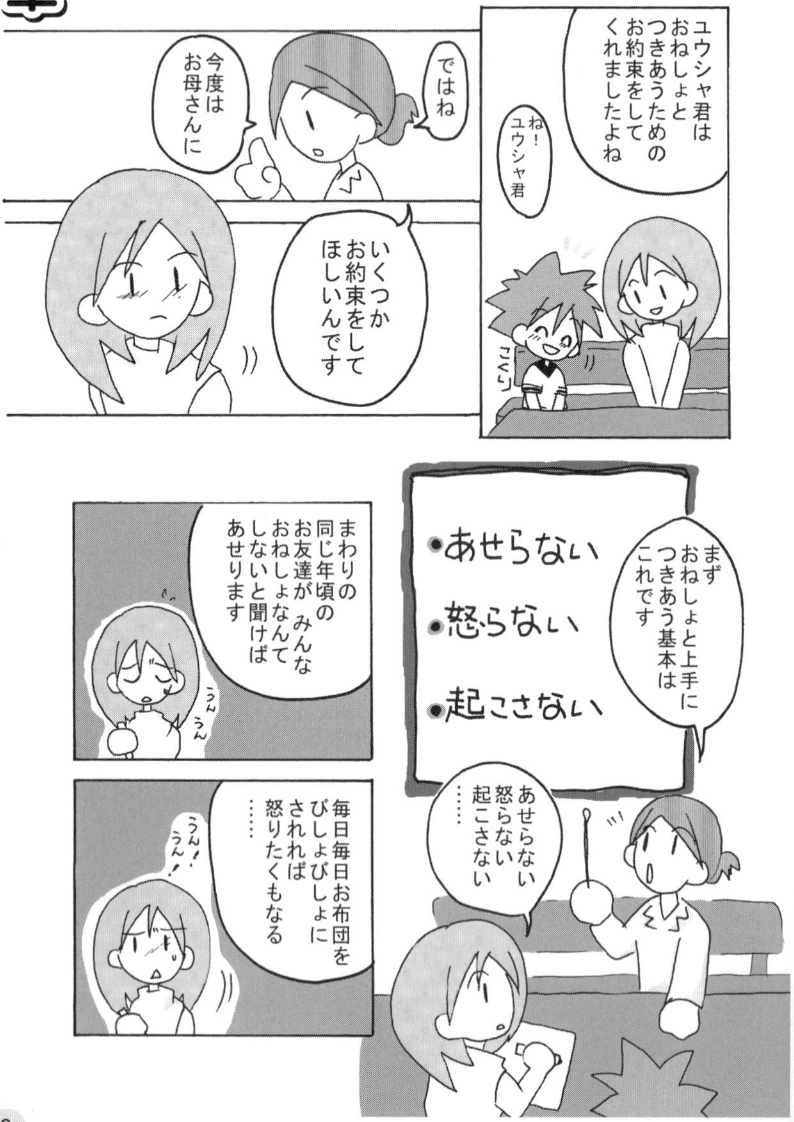
ユウシャ君は おねしょと つきあうための お約束をして くれましたよね
ね! ユウシャ君
こくり
ではね
今度は お母さんに
いくつか お約束をして ほしいんです
まず おねしょと上手に つきあう基本は これです
●あせらない
●怒らない
●起こさない
あせらない 怒らない 起こさない ……
まわりの 同じ年頃の お友達が みんな おねしょなんて しないと聞けば あせります
うん うん
毎日毎日お布団を びしょびしょに されれば 怒りたくもなる ……
うん! うん!

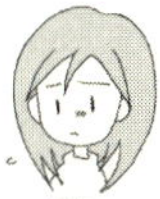
おむつはしていてもよいのでしょうか？

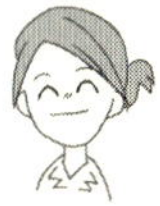
まったくかまいません。おねしょと楽につきあうための道具でしたら、おむつであれ、おねしょシーツであれ、お漏らし防止パジャマであれ、大いに活用してください。それでおねしょが治る時期が遅れるようなことはありません。

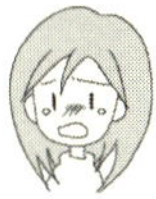
母には、おむつなんてしているから治らないんだ、親がおっくうがらずに夜中に起こしてやらないのが悪い、と責められて……。

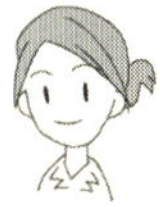
おねしょの原因は、体の働きの未熟によるもので、生活習慣ではありません。おむつをしなければ、お布団を洪水にしてぐうぐう寝ていますよ。

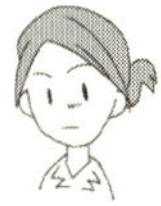
夜中に起こすのは、おねしょにとってはとても良くないことです。

体のいろいろな働きをつかさどるホルモンは、だいたいがぐっすり眠っているときによく分泌されます。おしっこを濃くする抗利尿ホルモンも同じです。ぐっすり眠っている時に無理に起こすとおしっこを濃くするホルモンの分泌が悪くなり、おねしょの習慣を逆に固定させてしまうことになります。ひどくすると、成長ホルモンその他の大切なホルモンの分泌にも影響が出て、成長障害をも起こしかねません。

それに、起こして寝ぼけた状態でおしっこをしたとしても、それはトイレでおねしょをしているのと同じです。お布団の被害は防げるかもしれませんが、体の成熟にとっては百害あって一利なし、です。

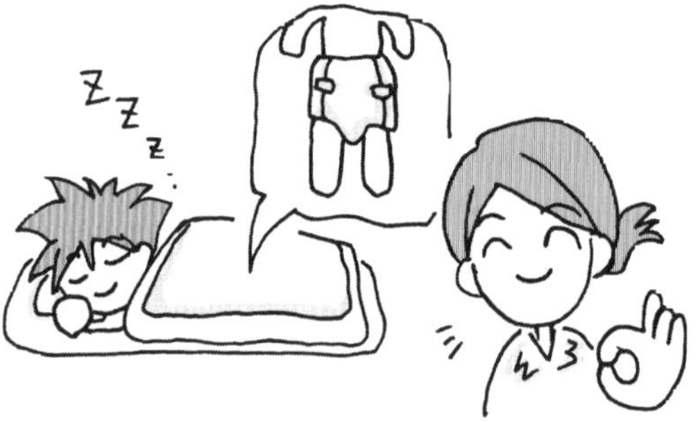

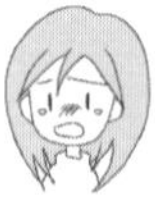

でも、おむつからはみだしてぐっしょり冷たくなっても平気で寝ているのって、どうしてでしょう。寒い、とか冷たいとか、わからないんでしょうか。どこか、おかしいんでしょうか。だらしがないのでしょうか。

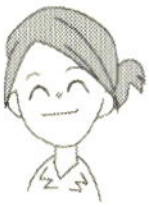

おねしょのお子さんは、眠りが深く、「膀胱に尿が充満してきたら自然に眠りが浅くなり、起きて排尿できる」覚醒反応が未熟です。冷たくなっても寝ているのは、それだけ眠りが深いためです。逆に言えば、冷たくて目が覚めるようであれば、おねしょしませんよ。

おねしょのお子さんが失敗しても気がつかない、と怒るのは、赤ちゃんに「おむつを濡らすな」と怒るようなものです。時期が来れば、自然に成熟してきます。大丈夫ですよ。

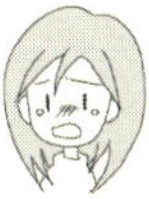

毎日毎日おねしょして、それでもけろっとしていると、こちらがいらいらしてしまって。もう7歳なのに……。ついつい怒ってしまうんです。

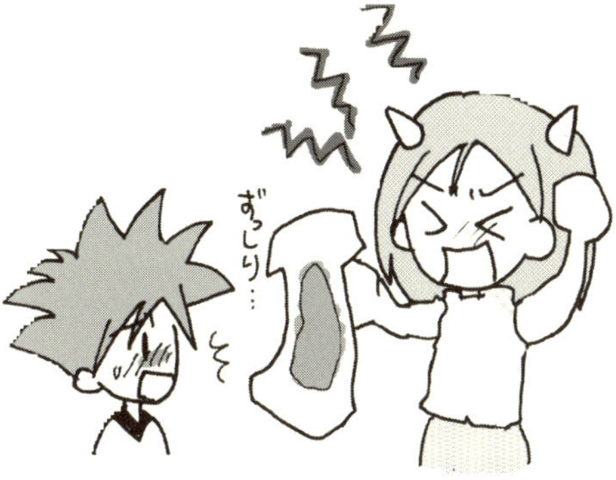

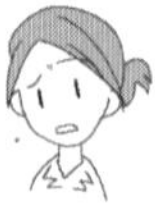

７歳でおねしょする子はたくさんいます。ユウシャ君が特別なわけではありません。それに、怒って治るものではありませんから。

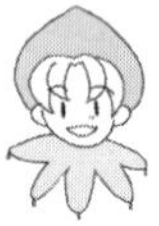

おねしょは、５歳のお友達で20～30％、７歳のお友達で15～20％くらい、10歳のお友達でも10％くらい。決して珍しいことじゃないんだ。お母さんは、「たった20％？　やっぱりうちの子は……」って思うかもしれないけれど、この数字は、冬にインフルエンザにかかるお友達と同じくらいなんだよ。ね、特別なことじゃないでしょう？

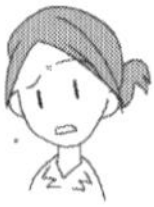

子どもを愛し、大事に思えばこそ、心配にもなるし、怒りたくもなる。それはとてもよくわかります。けれど、怒られてもどうしようもないんですよ。お子さんだって、好きでおねしょしているわけでも、わざとおねしょしているわけでもないんです。知らないうちにしてしまっているんです。

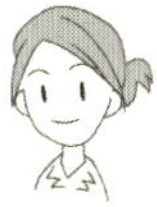

お母さんのお気持ちはよくわかりますが、叱られてばかりいるために自尊心を確立できないことや、コンプレックスを育んでしまうこともあります。

まずは、あせらずに、どっしりと構えて見守ってあげましょう。生理的なおねしょであれば、必ず治ります。おねしょは、悪いことでも、恥ずかしいことでもないんです。まずは、おねしょしてもいいんだよ、君はいい子だよ、おねしょしても、君のことが大好きだよ、という、当たり前のことをお母さんもお子さんも確かめ合うことが大事だと思いますよ……。

それにね、ユウシャ君、血液検査もがんばったし、水分制限もやってみるって言ってるでしょう？　決して平気なわけではないんですよ。一番治したい、一番気にしてるのは本人だと思います。お母さんの役目は、一番のサポーターでいてあげることではないでしょうか。

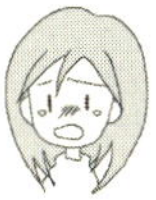

……おねしょを叱ったことで、ずいぶん傷つけてしまったのでしょうか……。

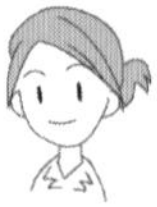

大丈夫、子どもは日々成長しています。つまづいて転んでも、たくましく立ち上がって伸びていきます。これからいくらでも取り戻せます。

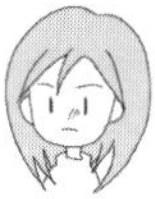

……もうすぐ宿泊学習があって、あまり時間がないんです。もし、宿泊学習で失敗して、からかわれたり、いじめられたりしたらって思うと……。それで、いらいらして、つい厳しくしてしまって。

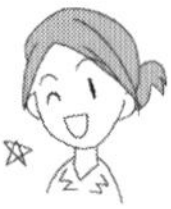

そうだったんですか。では、「対宿泊学習」の必殺技《わざ》をごいっしょに考えてみましょう。

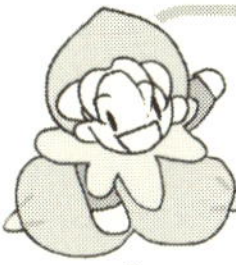

お母さんがおねしょと仲良くできる
おねしょの便利グッズを紹介するね！

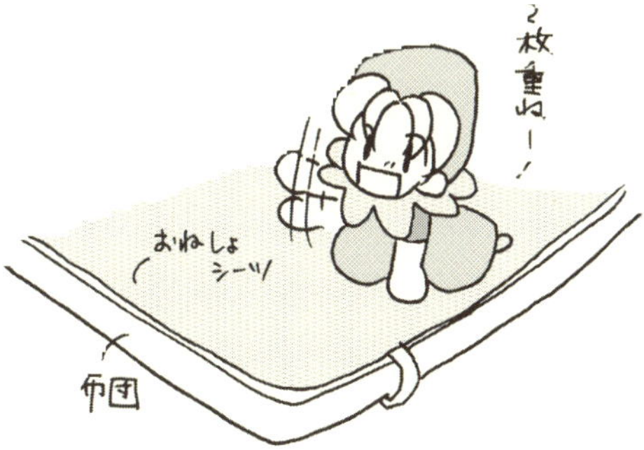

お布団の上におねしょシーツを重ねてね！
おねしょシーツは介護用の大きいものがgoodだよ。

☆おねしょパジャマ

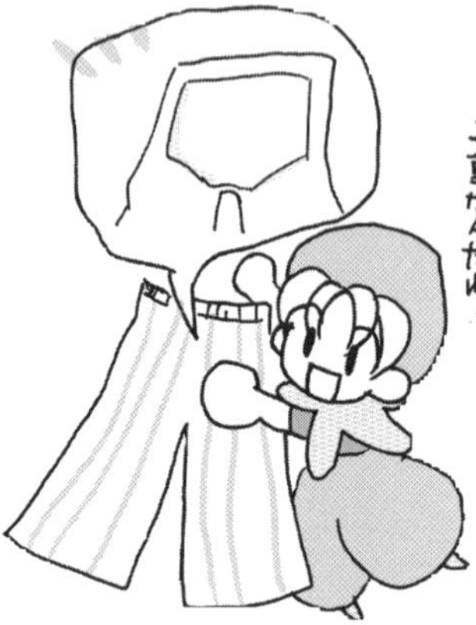
またの部分が
2重なんだね!

おねしょパジャマなんてものもあるよ。またの部分に、厚めのパンツと水着のような防水のパンツがついていて、2重・3重になってるんだ。

自分でパンツを縫い付けて「安心パジャマ」を作っている先輩ママたちもいるんだよ!

☆**紙パンツ**

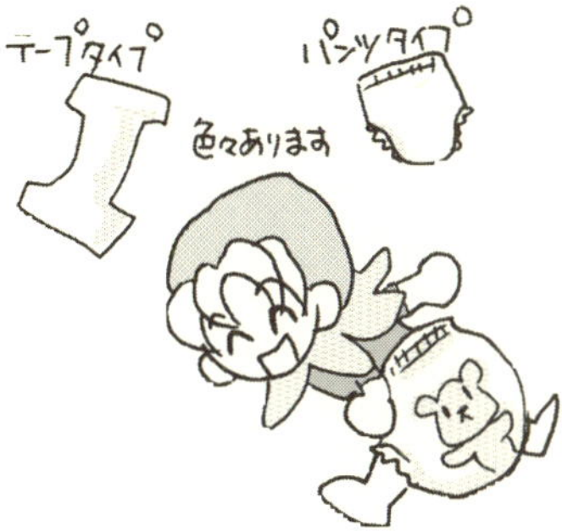

紙パンツには、いろいろな大きさや種類のものがあるよ。ももの付け根がだぶついているともれやすいから、なるべくフィットするものを探してね！

それから、しっかりおなかまで覆ってくれることも大事。おなかの部分からもれちゃうこともあるからね。

☆**布団のにおい取り**

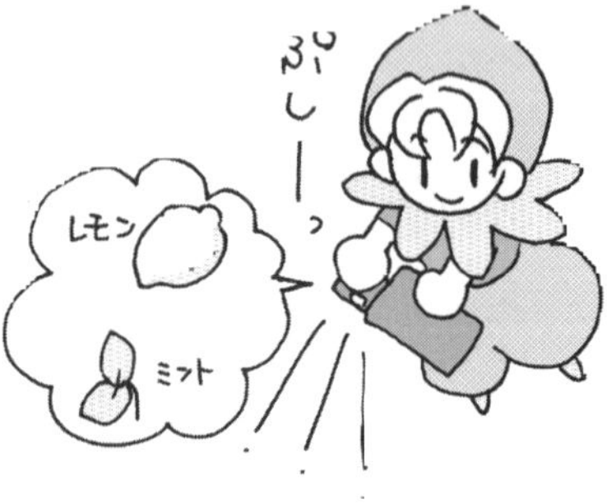

お布団についたおねしょのにおいが取れにくい時は、お布団を干す前に、薬局で売っているアルコール（エチルアルコール）＋レモン、またはミントの自家製スプレーをシュッシュしても効果的！

市販のにおい取り用スプレーを試してみてもいいよ！

☆**布団の丸洗い**

お布団を丸洗いする時は、おねしょしちゃった部分に熱湯をかけてから洗うと、においが取れやすいんだ！　熱いお湯には気をつけてね！

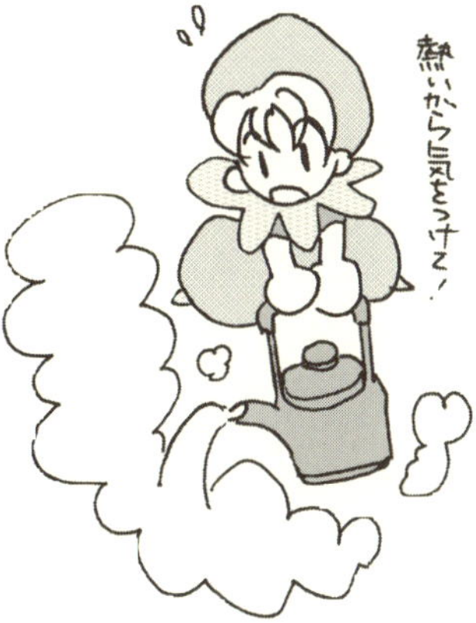

そのほか、介護コーナーなどにはいろいろなおねしょグッズ、におい対策グッズがあるよ！

お母さんが、少しでも楽になって、おねしょと仲良くつきあえるなら、おむつを使ったって、便利グッズを使ったっていいんだ！　それでおねしょが治らないようなことはないんだよ！　「わが家にぴったり！」のおねしょグッズを見つけてね。

第5章 お泊りなんてへっちゃらさ！

～宿泊学習をクリアしよう～

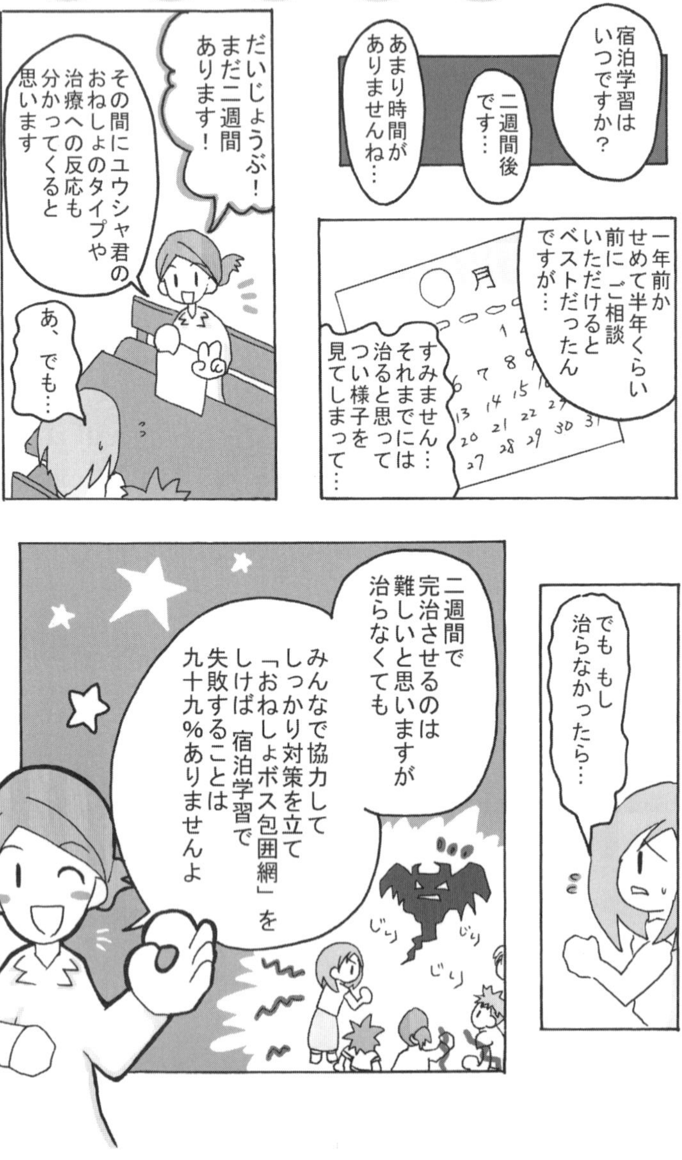
宿泊学習はいつですか？
二週間後です…
あまり時間がありませんね…
一年前かせめて半年くらい前にご相談いただけるとベストだったんですが…
すみません…それまでには治ると思ってつい様子を見てしまって…
だいじょうぶ！まだ二週間あります！
その間にユウシャ君のおねしょのタイプや治療への反応も分かってくると思います
あ、でも…
でももし治らなかったら…
二週間で完治させるのは難しいと思いますが治らなくても
みんなで協力してしっかり対策を立て「おねしょボス包囲網」をしけば宿泊学習で失敗することは九十九％ありませんよ
じりじり

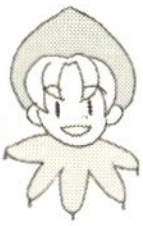

おやおや、お母さん、間近に迫った宿泊学習が心配で、おねしょにあせっていたんだね。

宿泊学習の時は、みんなで「おねしょボス包囲網」をしけば、大丈夫！

では、実際、どうしたらよいのか、３人の話を聞いてみようね。

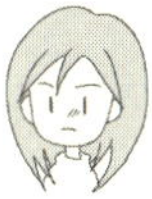

この子も、おねしょが心配なようで、宿泊学習が近づくにつれ、行きしぶるようになってきて……。

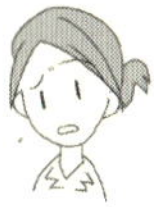

学校の先生にはご相談されましたか？

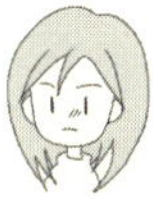

いいえ……。なんだか、恥を言うようで……。

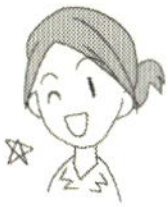

この年齢のおねしょは、特別なことではないんです。クラスに４～５人は「おねしょ仲間」がいるはずです。それが各クラスに毎年ですから、学校の先生も、おねしょには慣れています。おねしょをするので、と申告したからといって、先生が悪い印象をもつようなことはありません。

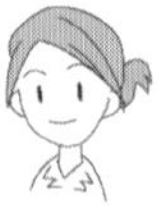
隠すより、協力を求めることです。それに、宿泊学習には、おねしょしにくい条件がそろっているんですよ。

そうなんですか……？

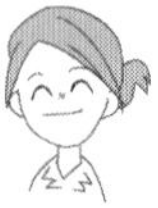
まず、宿泊学習中は、食事や飲み物も決められていて、冷蔵庫から好きにジュースを出してくる、というわけにはいきませんから、水分量がいつもより絞られます。本人も緊張しているから眠りも浅くなって、おしっこしたくなった時気づきやすくなる。朝も早く起こされるので、朝方の失敗がない。宿泊学習は、自然に体がおねしょしにくくなるんです。

……（うんうん）。

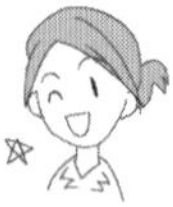
それに、プラス先生の協力を仰げば、もう怖いものなし、宿泊学習クリア、です。

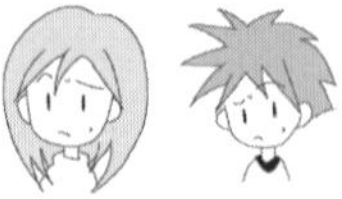
どうしたらいいんですか？

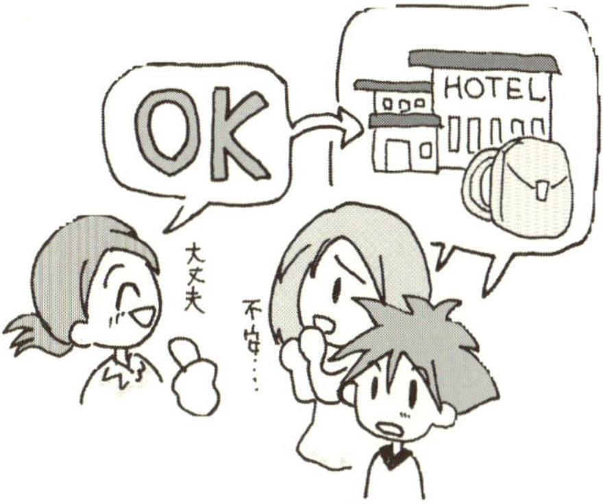

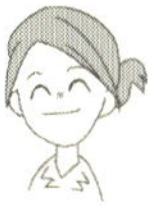

まず、寝る前のトイレを忘れないように、声かけをしてもらうこと。

それから、先生方が寝る時間に、一度起こしてトイレに連れて行ってもらうよう、お願いすること。この時は特例ですから、夜無理に起こしてもかまいません。

それと、朝、先生方が起きる時、一緒に起こしてもらうこと、ですね。

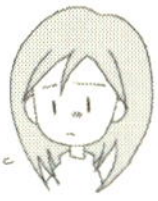

でも、そんなにいろいろ……先生方もお忙しいのに、うちの子にだけ……ご迷惑なんじゃ……。

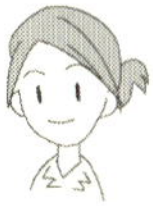

迷惑なんてことはありません。先生方にとっては毎年していることですし、ユウシャ君だけで

はなく、ほかにも夜起こしたり、朝様子を見る必要のある子が、必ずいます。
　それに、まあ、そんなことを迷惑に感じるような人は学校の先生にはいないと思いますが、もし万一迷惑だったとしても、「小さな迷惑、大きな安心」ですよ。

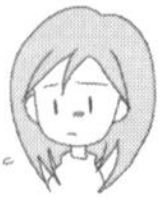
??

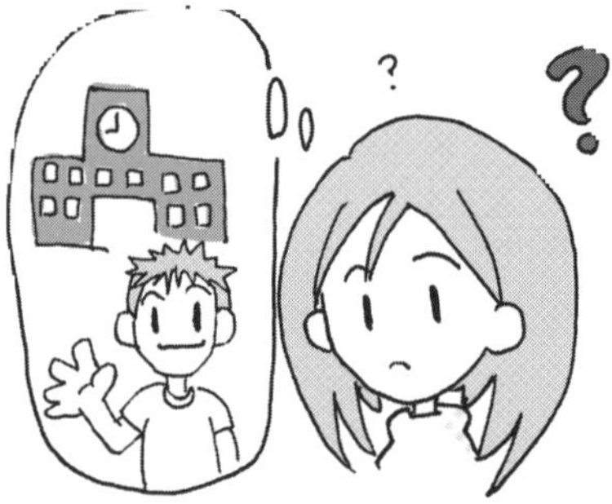

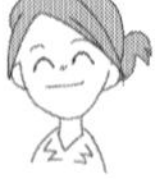
お母さんやユウシャ君は先生に相談して「おねしょボス撃退策」をとってもらうことで、安心して宿泊学習に参加できる。学校の先生は正直に打ち明けてもらって、具体的にどうしたらよいか、事前に打ち合わせることで、やはり安心して子どもを迎えられる。八方丸く収まります。

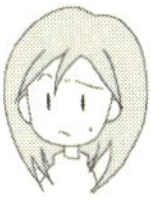
はい。

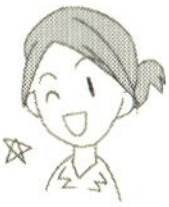
大丈夫、いざとなったら解決おねしょマンが登場してくれます。必ず、無事に、失敗せずに参加できます。まずは、学校の先生と、しっかり相談してください。

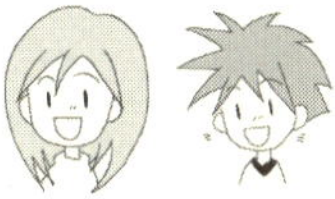
はい！

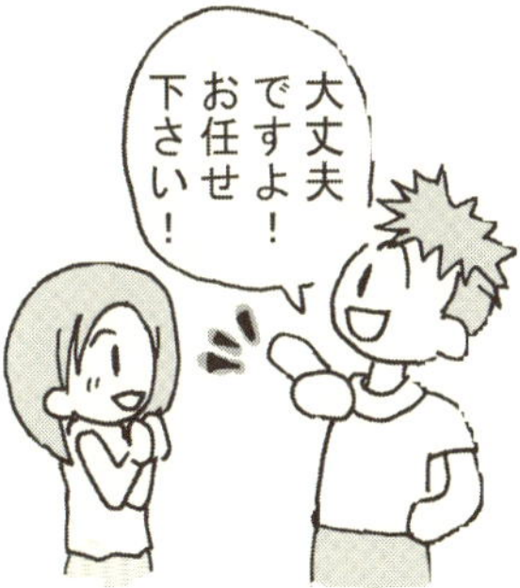
大丈夫ですよ！お任せ下さい！

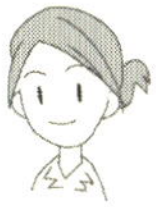
ユウシャ君も、宿泊学習、大丈夫だから。元気で行っておいで。楽しいことがいっぱいあるよ。

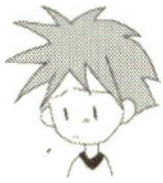
……。

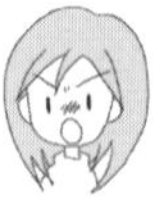

もう、ぐずではっきりしないんだから！　あなたのことなのよ！

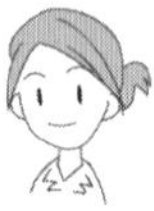

まあまあ、お母さん。そうだ、おねしょの検査結果が出るまで少し時間がありますので、その間にカウンセリングを入れておきますね。

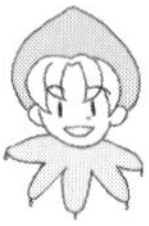

どう？　少しは宿泊学習の不安が取れた？

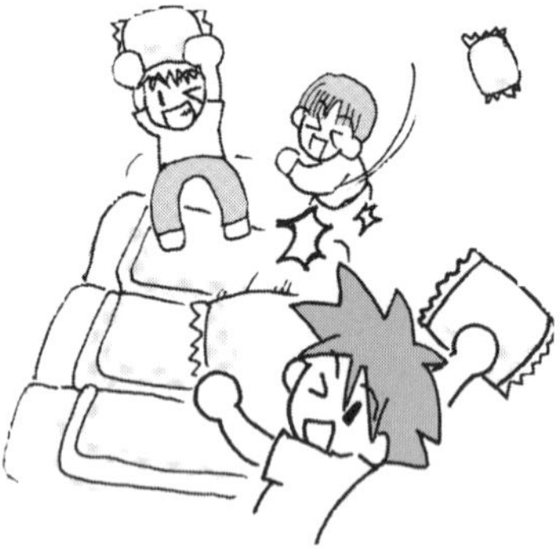

大丈夫！　勇気を出して出かけてごらん！

たくさん思い出できるから！

出かけるときはちょっと不安でも、先生の協力できっとガッツポーズで帰ってこられるよ！

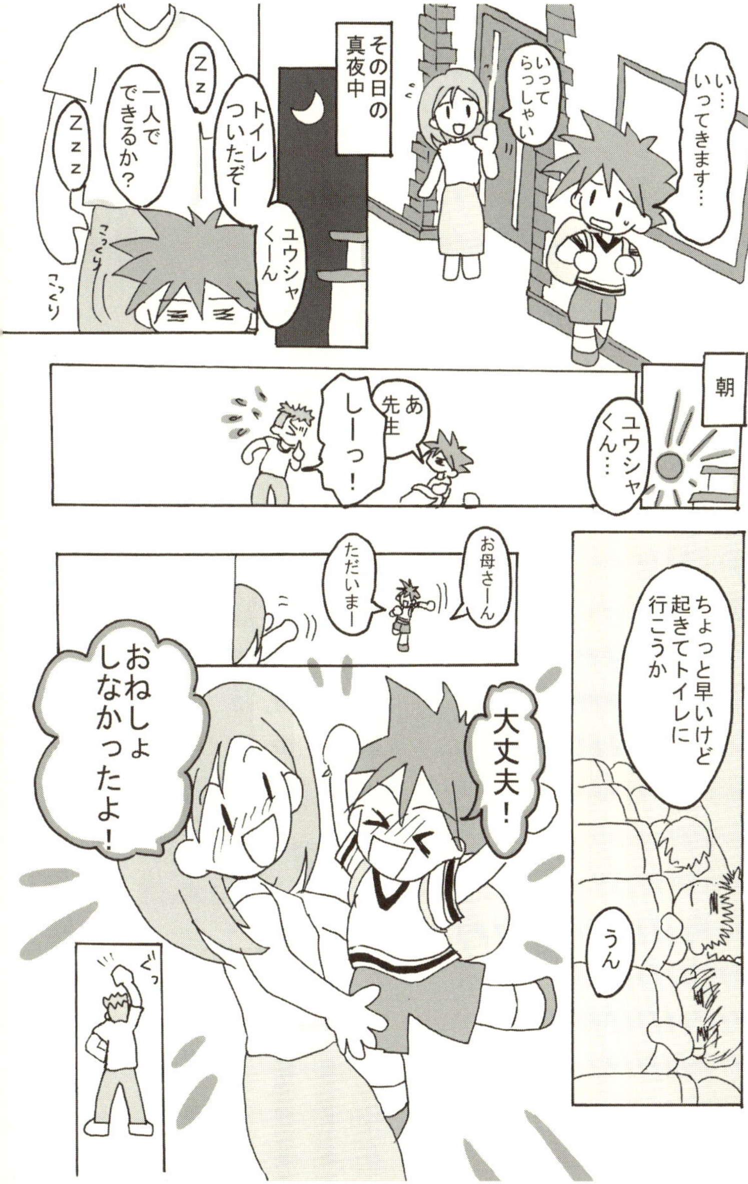
い…いってきます…
いってらっしゃい
その日の真夜中
ユウシャくーん
トイレついたぞー
一人でできるか？
Zz
Zzz
こっくり
こっくり
朝
ユウシャくん…
あ先生
しーっ！
ちょっと早いけどトイレに行こうか
うん
お母さーん
ただいまー
大丈夫！
おねしょしなかったよ！
ぐっ

院長室から

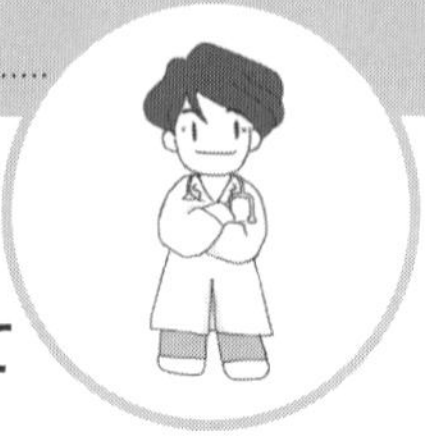

宿泊学習について

宿泊学習は子どもたちにとって一大イベントです。そこで、おねしょをしてしまっては……と、誰しも考えるのですが、病院へはなかなか行けないもので、1か月前や2週間前に受診される方も少なくありません。

時間的余裕がない時は、とにかくできることをみんなやってみることです。将来必ず治るおねしょですから、一晩だけなら、ほとんどがだいじょうぶです。そして、その一晩が大きな自信になります。

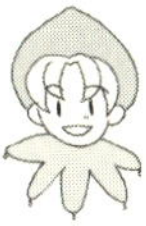

ユウシャ君、おねしょの検査の結果待ちの間、カウンセラーに会うことにしたみたいだね。

おねしょは、親も子もまったく悪くないのに……そして、100%治る! といえる、明るい病気ですらあるのに、親も子も、おねしょに深く傷ついていることがよくあるんだ。

カウンセリングは、医師とはまた別の視点から、おねしょと仲良くつきあう方法を見つけるお手伝いをしてくれるんだよ。

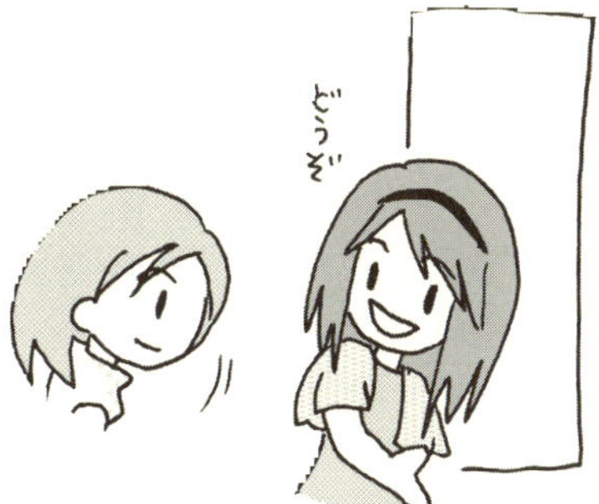

第6章 カウンセリングルームから
～お母さんとお子さんをサポートします～

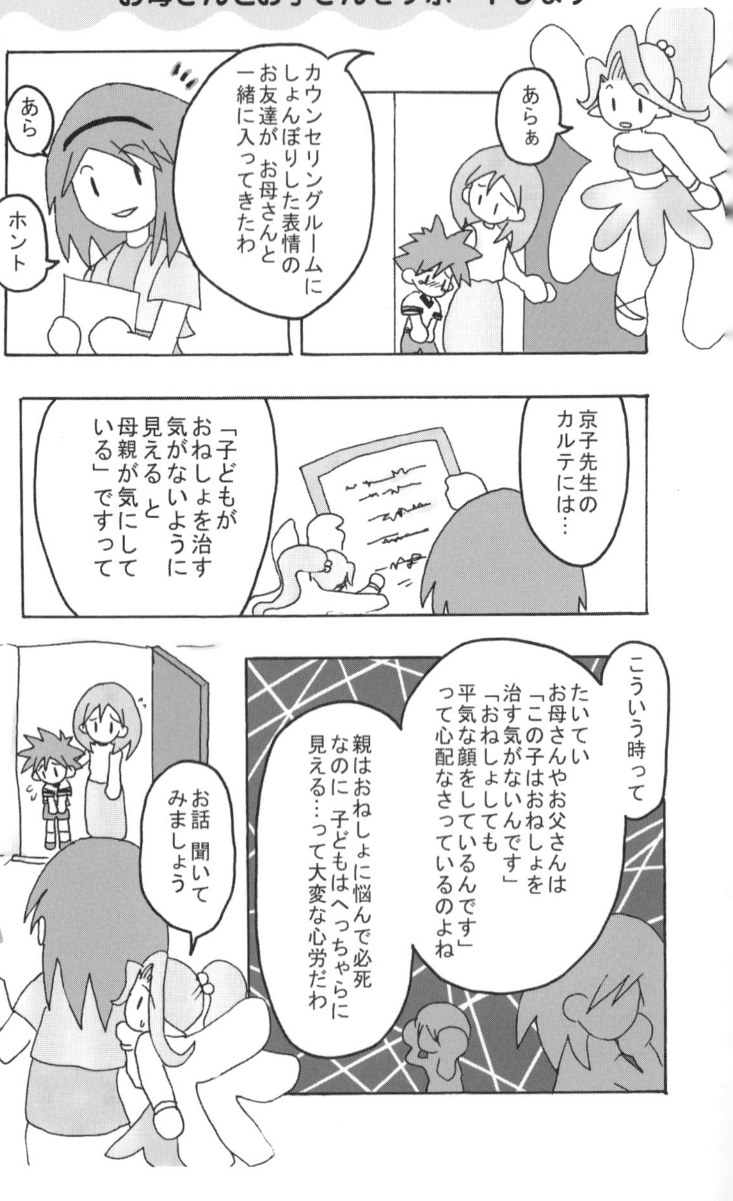
あらぁ
カウンセリングルームにしょんぼりした表情のお友達が お母さんと一緒に入ってきたわ
あら
ホント
京子先生のカルテには…
「子どもがおねしょを治す気がないように見える」と母親が気にしている」ですって
こういう時って
たいていお母さんやお父さんは「この子はおねしょを治す気がないんです」「おねしょしても平気な顔をしているんです」って心配なさっているのよね
親はおねしょに悩んで必死なのに 子どもはへっちゃらに見える…って大変な心労だわ
お話 聞いてみましょう

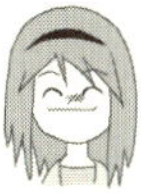

当クリニックのおねしょカウンセリングでは、お子さんやお母さんの悩みに耳を傾け、子どもがおねしょしている自分を好きになれることを目的としています。さらに、お母さんも子どもをいとおしく思えるようにアドバイスします。

お子さんやご家族がおねしょ治療に取り組む元気をとり戻すための心理教育的なカウンセリングを行います。

（当クリニックのカウンセリングは、医師が必要と判断した時、およびご家族やお子さんからの希望があった時に行われます。）

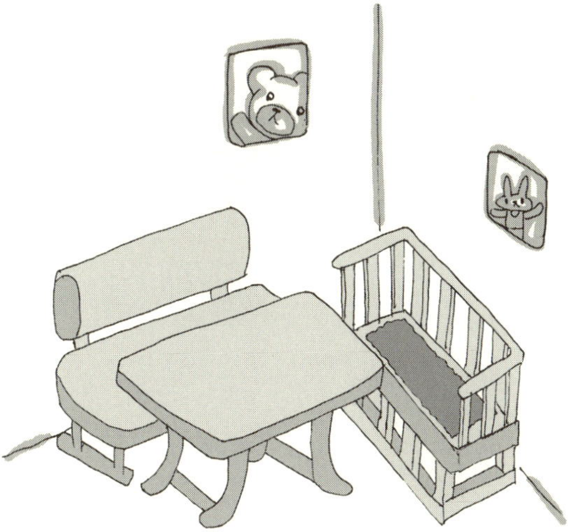

おねしょをしている子どもの気もち

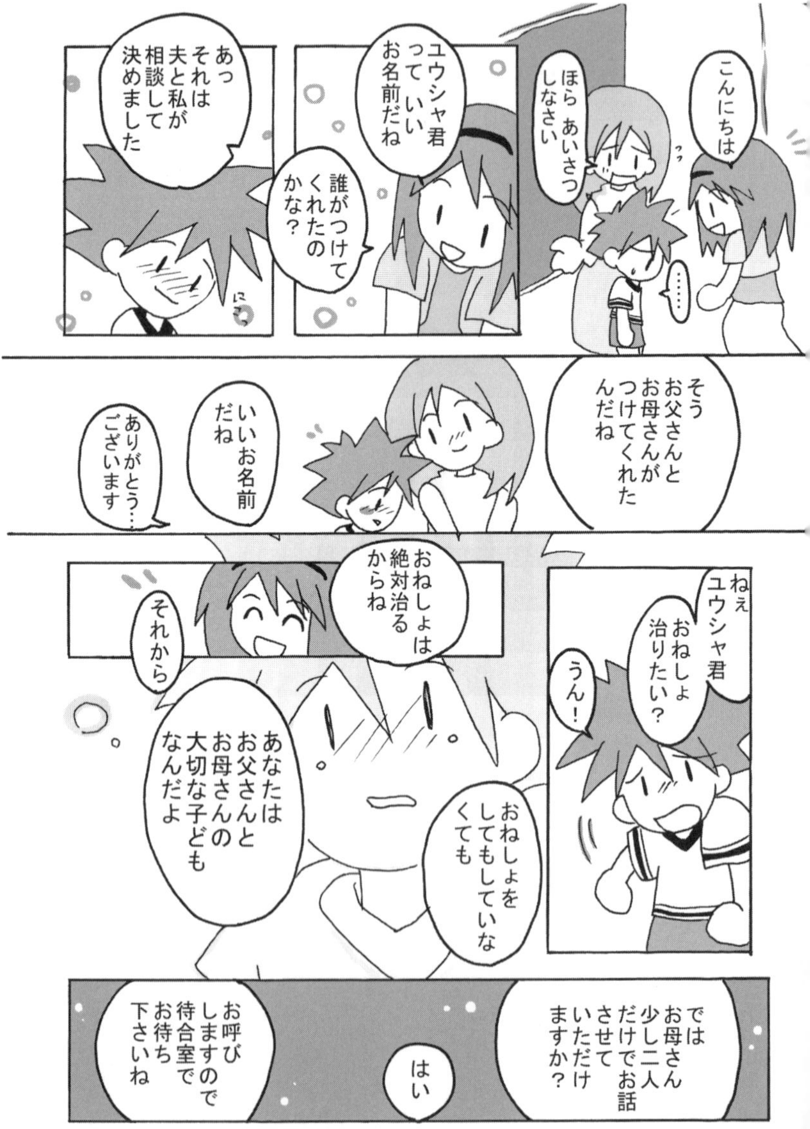
こんにちは
ほら あいさつしなさい
……
ユウシャ君って いいお名前だね
誰がつけてくれたのかな？
あっ それは夫と私が相談して決めました
そう お父さんとお母さんがつけてくれたんだね
いいお名前だね
ありがとうございます…
ねぇ ユウシャ君 おねしょ治りたい？
うん！
おねしょは絶対治るからね
それから
おねしょをしてもしていなくても
あなたはお父さんとお母さんの大切な子どもなんだよ
では お母さん 少し二人だけでお話させていただけますか？
はい
お呼びしますので待合室でお待ち下さいね

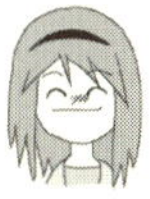

最初におねしょを治したいかどうかをお子さんにうかがいます。

ご家族から「治す気がまったくない」と思われているお子さんでも、必ず「治りたい」と小さな声で自信なさそうにお返事します。

お子さんだって、ほんとうは治りたいんですね。

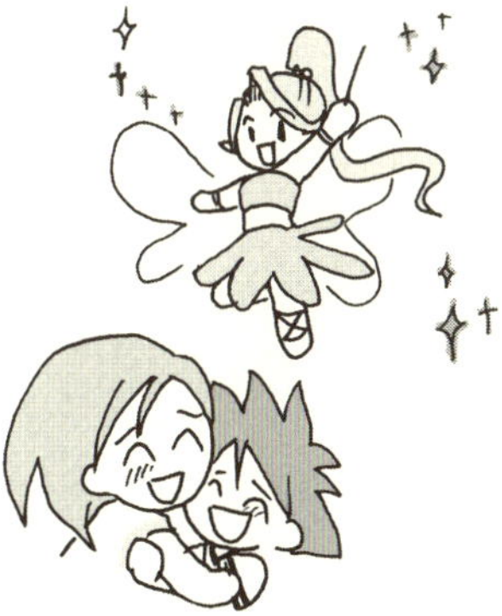

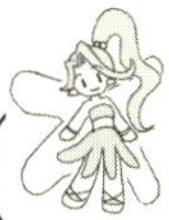

お母さんと離れたくない時は一緒でいいんだよ。じゃあ、ユウシャ君がどんなことで悩んでいるのか、教えてね。

「ぼくはお母さんに迷惑をかけている悪い子なんだ」

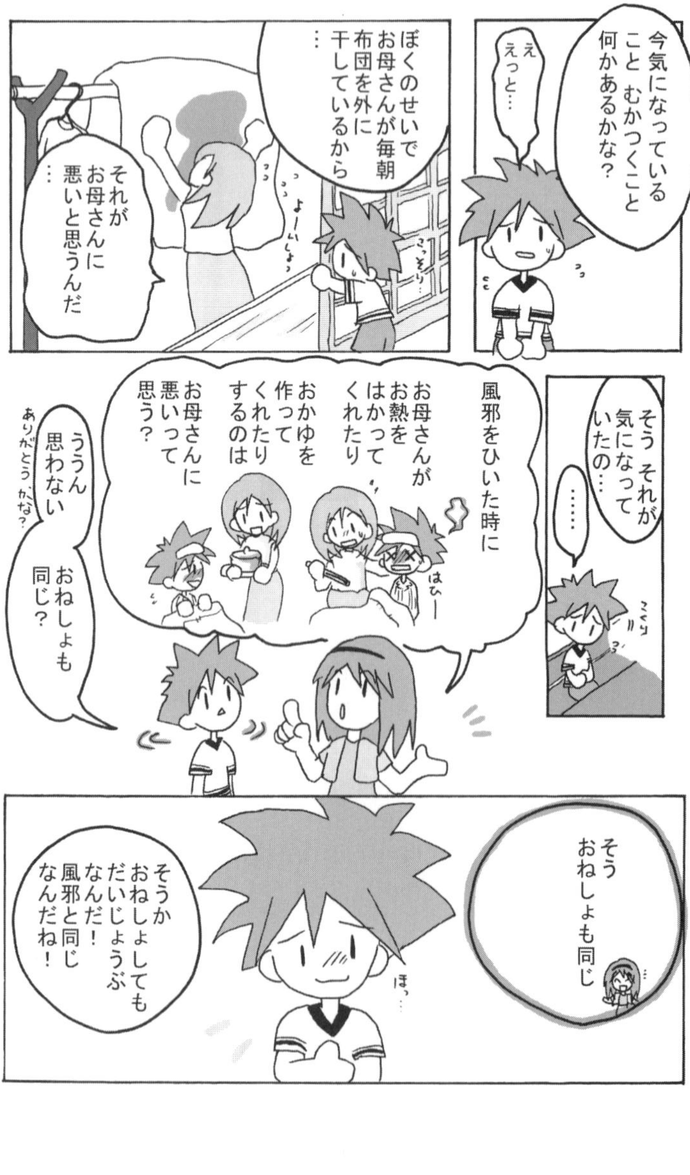

今気になっていること むかつくこと何かあるかな？
えぇっと…
ぼくのせいでお母さんが毎朝布団を外に干しているから…
よーいしょっ
こっそり…
それがお母さんに悪いと思うんだ…
そう それが気になっていたの…
……
風邪をひいた時にお母さんがお熱をはかってくれたりおかゆを作ってくれたりするのはお母さんに悪いって思う？
はひー
ううん思わない
ありがとう かな？
おねしょも同じ？
そう おねしょも同じ
そうか おねしょしてもだいじょうぶなんだ！風邪と同じなんだね！
ほっ…

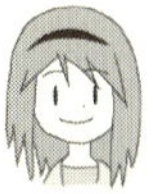

ほとんどのお子さんは、おねしょが疾患であることを知りません。そのため、おねしょしている自分を責め、さらに「お母さんやお父さんに、自分がどう思われているか」を気にしています。

そして、おねしょしていることで引け目を感じ、ほかのことにも自信をもてなくなることがあります。

お母さんにお話を聞いてもらったり、小さなことでもほめてもらうと、子どもは自分を大切な存在だと実感できます。

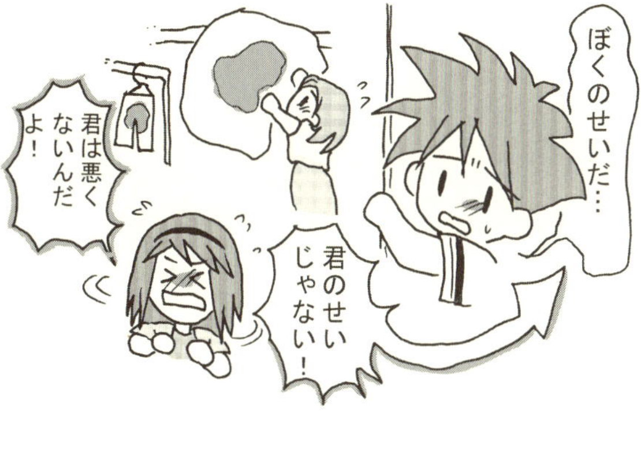
ぼくのせいだ…
君のせいじゃない！
君は悪くないんだよ！

「お母さんは妹のほうがかわいいんだ」

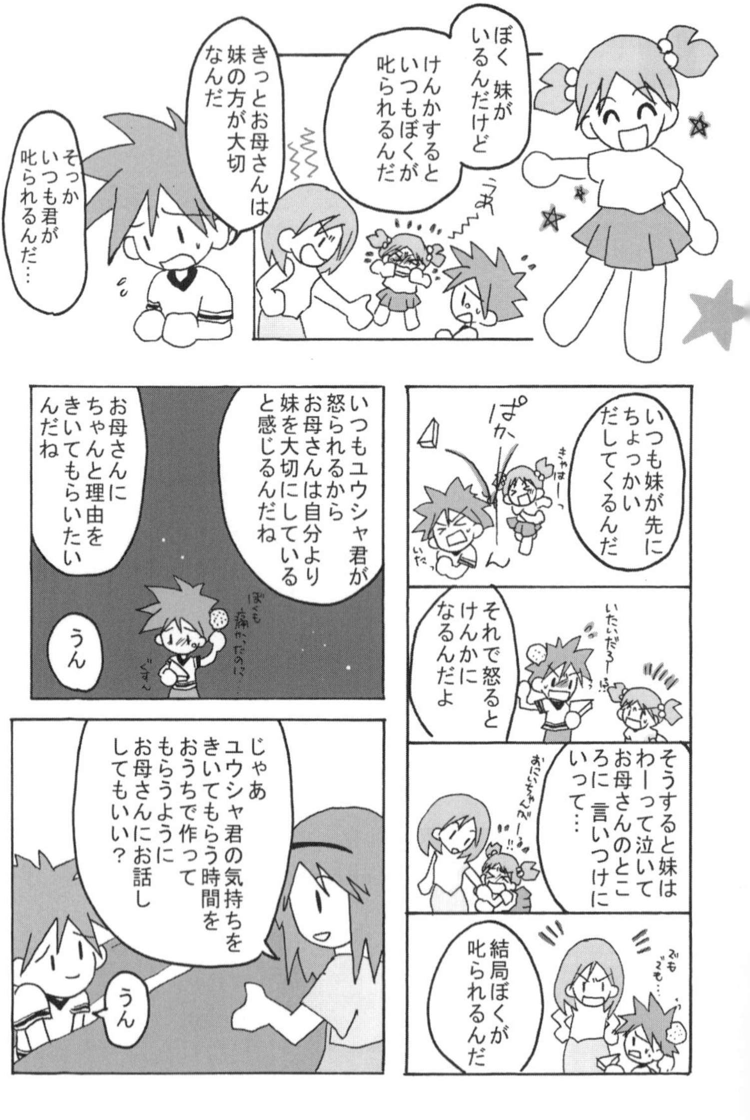
ぼく 妹がいるんだけど けんかするといつもぼくが叱られるんだ
きっとお母さんは妹の方が大切なんだ
そっかいつも君が叱られるんだ…
いつも妹が先にちょっかいだしてくるんだ
きゃはーっ
ぱかーん
いたっ
それで怒るとけんかになるんだよ
いたいだろー
そうすると妹はわーって泣いてお母さんのところに言いつけにいって…
結局ぼくが叱られるんだ
でもでも…
いつもユウシャ君が怒られるからお母さんは自分より妹を大切にしていると感じるんだね
ぼくも痛かったのに…
ぐすん
お母さんにちゃんと理由をきいてもらいたいんだね
うん
じゃあユウシャ君の気持ちをきいてもらう時間をおうちで作ってもらうようにお母さんにお話ししてもいい？
うん

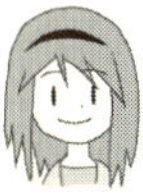

親はほかのきょうだいと比較しているつもりがなくても、ちょっとした一言で子どもは、きょうだいより自分が劣っていると感じることがあります。

お子さんの気持ちに耳を傾けることが、子どもがおねしょに取り組む意欲を育てます。

また、「妹や兄がおねしょをからかってくる」というお子さんの訴えもよくあります。これは、けんかした場面のとどめの言葉として日常化しやすいため、さりげなく気を配ってあげてください。

お母さんが、気持ちよくお子さんの話を聞けるように、ご家族の方もお母さんを支えてあげてくださいね。

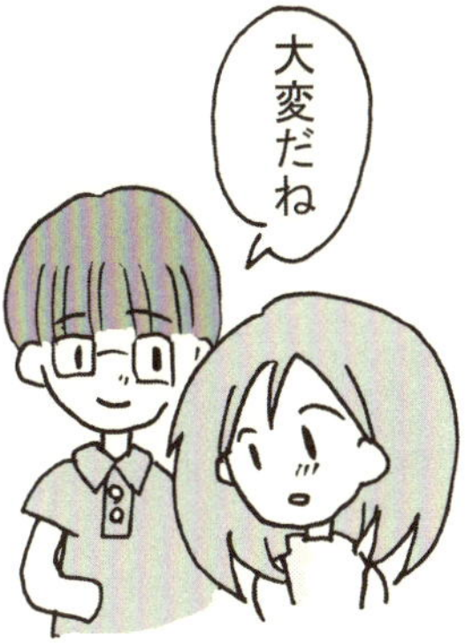

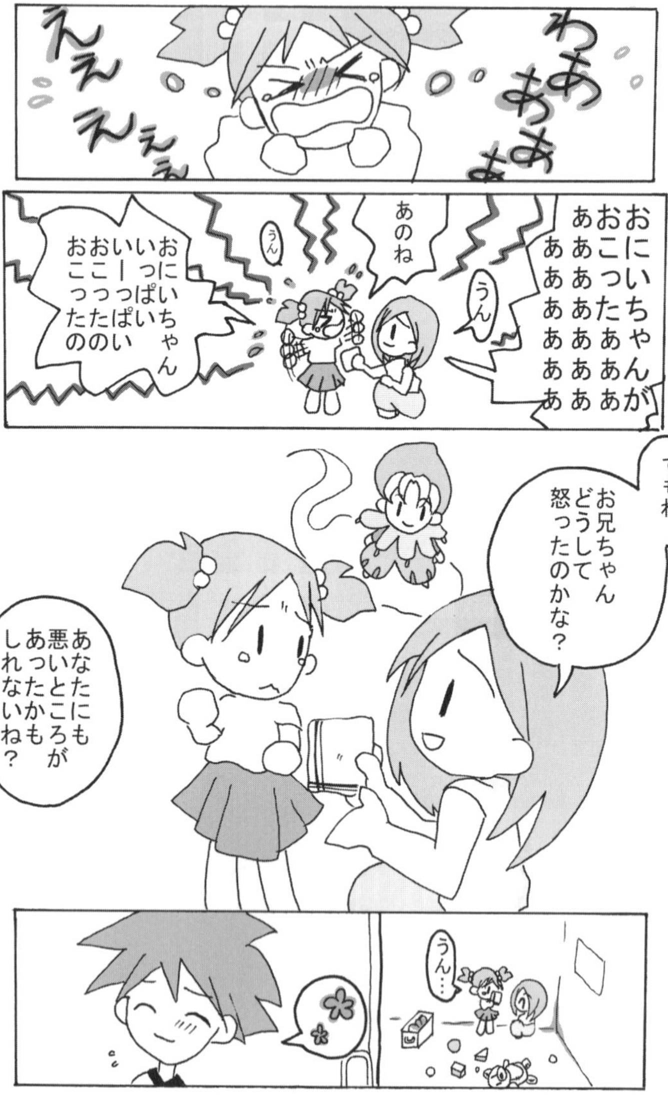
わあああ
えええええ
おにいちゃんがおこったあああああああああああああああ
うん
あのね
うん
おにいちゃんいっぱいいーっぱいおこったのおこったの
でもねお兄ちゃんどうして怒ったのかな？
あなたにも悪いところがあったかもしれないね？
うん…

おねしょの子どもをもつ親の気もち

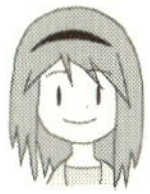

お母さんも、おねしょと孤独に戦っています。できて当たり前のことができないわが子に腹を立てたり、親としてのふがいなさに自分に腹を立てたり、お母さんも傷ついています。

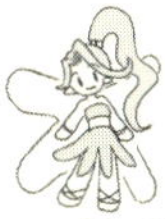

ユウシャ君、ちょっとここでお絵かきしていてね。お母さん、カウンセリングルームにどうぞ。

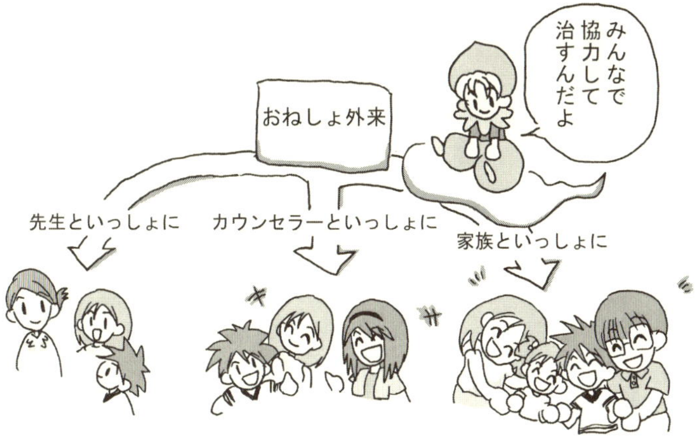
みんなで協力して治すんだよ
おねしょ外来
先生といっしょに
カウンセラーといっしょに
家族といっしょに

「ぜったいに誰にも知られたくないわ」

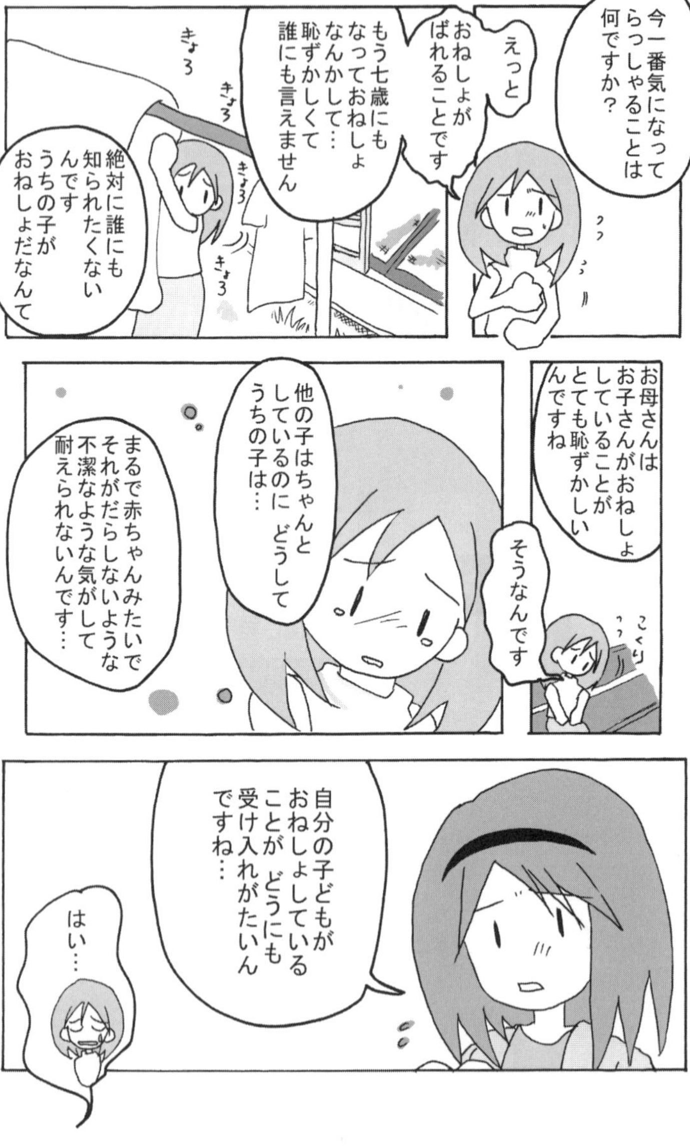

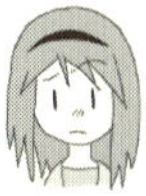

子どもがおねしょしていることは、その子どもを産んだお母さん自身まで否定されているように、お母さんには感じられています。だから、誰にも知られたくないという訴えは切実です。

相談できないことで、あちこちから聞こえてくる間違った情報に翻弄《ほんろう》され、結果的にお母さんの心を疲れさせています。

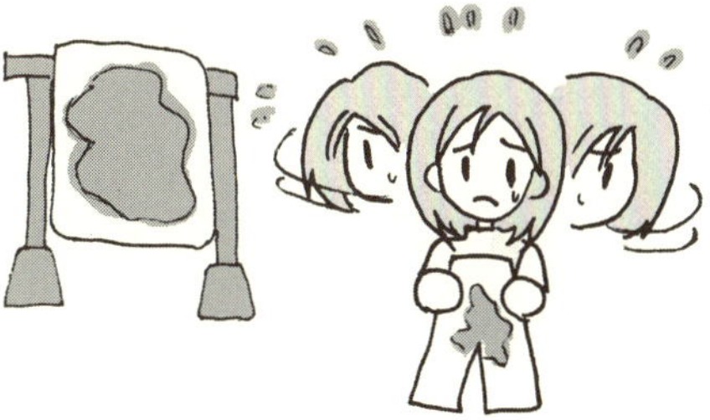

「責められる言葉はもうたくさん！」

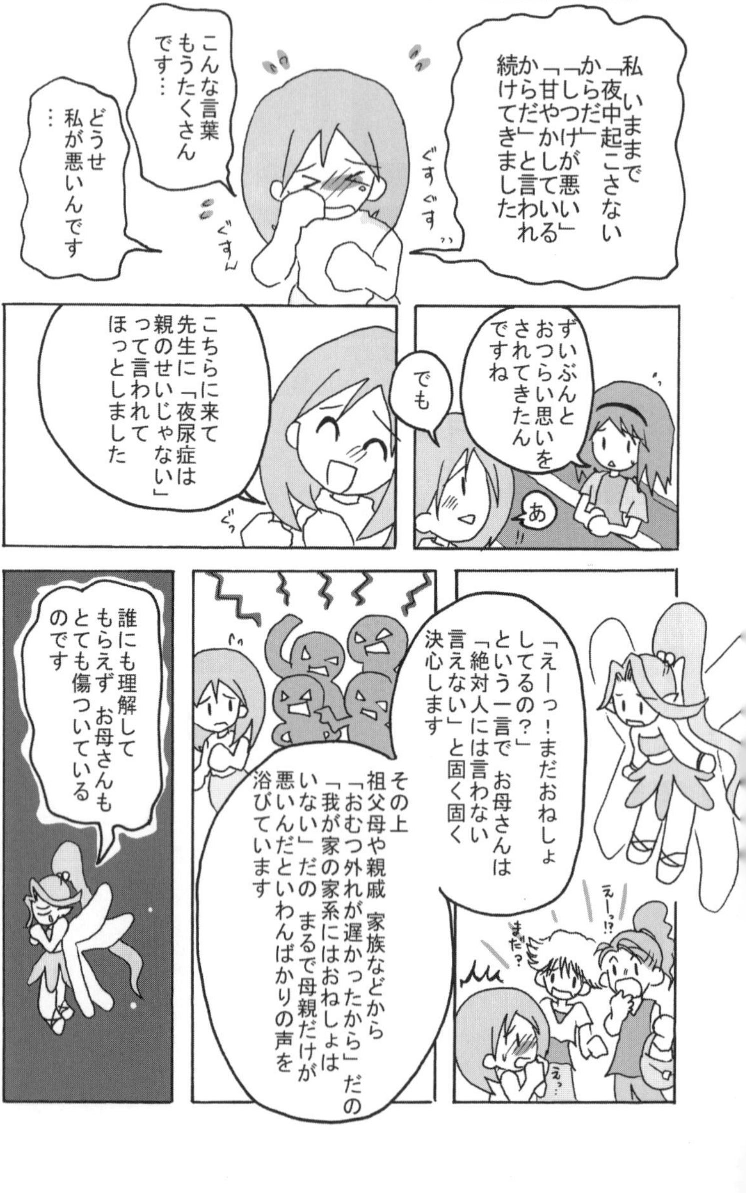

私 いままで「夜中起こさないからだ」「しつけが悪い」「甘やかしているからだ」と言われ続けてきました
ぐすぐす
こんな言葉もうたくさんです…
ぐすん
どうせ私が悪いんです…
ずいぶんとおつらい思いをされてきたんですね
あ
でも
こちらに来て先生に「夜尿症は親のせいじゃない」って言われてほっとしました
ぐっ
「えーっ！まだおねしょしてるの？」という一言でお母さんは「絶対人には言わない」と固く固く決心します
えーっ!?
まだ？
えっ…
その上 祖父母や親戚 家族などから「おむつ外れが遅かったから」だの「我が家の家系にはおねしょはいない」だの まるで母親だけが悪いんだといわんばかりの声を浴びています
誰にも理解してもらえず お母さんもとても傷ついているのです

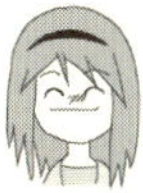

おねしょはぜったいばれてほしくないとお母さんが思っても、一緒に暮らしている家族はもちろん知っています。また、毎日ベランダに布団を干していることで、あらぬ噂が立つこともあります。相手が悪気なく言ったとしても、お母さんの心にはずんと響きます。

これをかわすには、言いたい人には言わせておく。だって、その人たちは、おねしょについては無知なのですから……。いま、この本を読んでいるあなたのほうが、世界一の最新の知識を身につけているスペシャリストなんですから……。

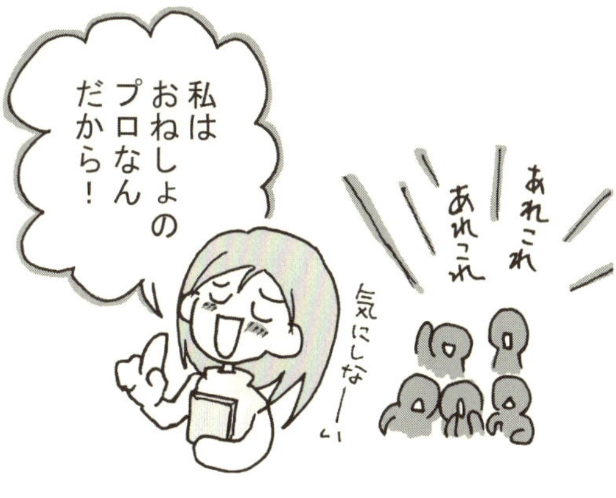
私はおねしょのプロなんだから！
あれこれ
あれこれ
気にしなーい

「どうしてあんなに叱ってしまったのかしら」

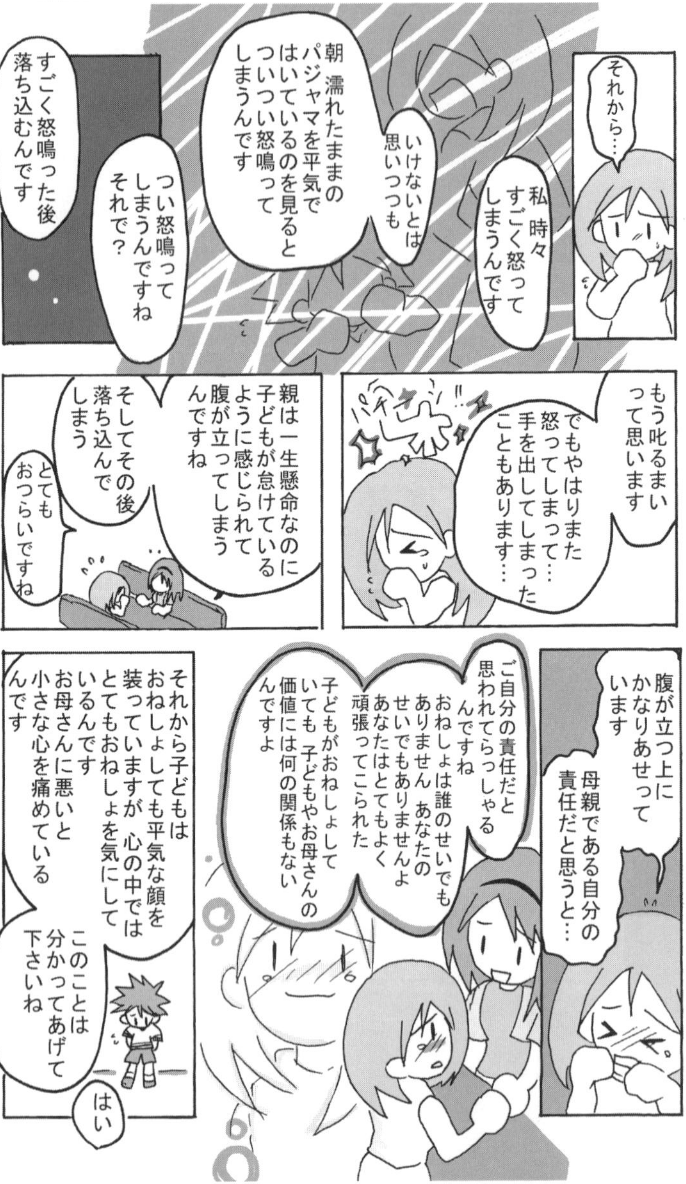
それから…
私 時々すごく怒ってしまうんです
いけないとは思いつつも
朝 濡れたままのパジャマを平気ではいているのを見るとついつい怒鳴ってしまうんです
つい怒鳴ってしまうんですね それで？
すごく怒鳴った後落ち込むんです
もう叱るまいって思います
でもやはりまた怒ってしまって…手を出してしまったこともあります…
親は一生懸命なのに子どもが怠けているように感じられて腹が立ってしまうんですね
そしてその後落ち込んでしまう
とてもおつらいですね
腹が立つ上にかなりあせっています
母親である自分の責任だと思うと…
ご自分の責任だと思われてらっしゃるんですね
おねしょは誰のせいでもありません あなたのせいでもありませんよ あなたはとてもよく頑張ってこられた
子どもがおねしょしていても 子どもやお母さんの価値には何の関係もないんですよ
それから子どもはおねしょしても平気な顔を装っていますが 心の中ではとてもおねしょを気にしているんです
お母さんに悪いと小さな心を痛めているんです
このことは分かってあげて下さいね
はい

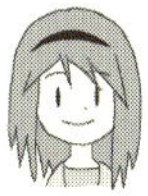

お母さんは、良くしたいあまりについついガミガミ言ったり、叩いたりしがちです。叱って良くなるなら、とっくに良くなっているはずですが、現状は、そうではありません。なぜなら叱られることで、お子さんの治療意欲がどんどん失われるからです。

叱ることは、お母さんを落ち込ませ（本当はお母さんはもっと子どもに優しくしたいし、仲良くしたいんですよね）、子どもの治療意欲も低下させます。

夜尿症は発達の個人差です。叱らなくてもいずれ必ず治りますよ。

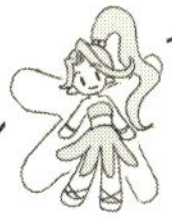

おねしょはお母さんの責任じゃないよ。

責任を感じすぎちゃうと、「子どもをなんとかしなくちゃ！」というモードにスイッチが入って暴走しちゃうよ。世間体を気にしすぎると、追い詰められちゃうよ。必ず治ると、信じてね。

「いつおねしょが治るのか不安だわ」

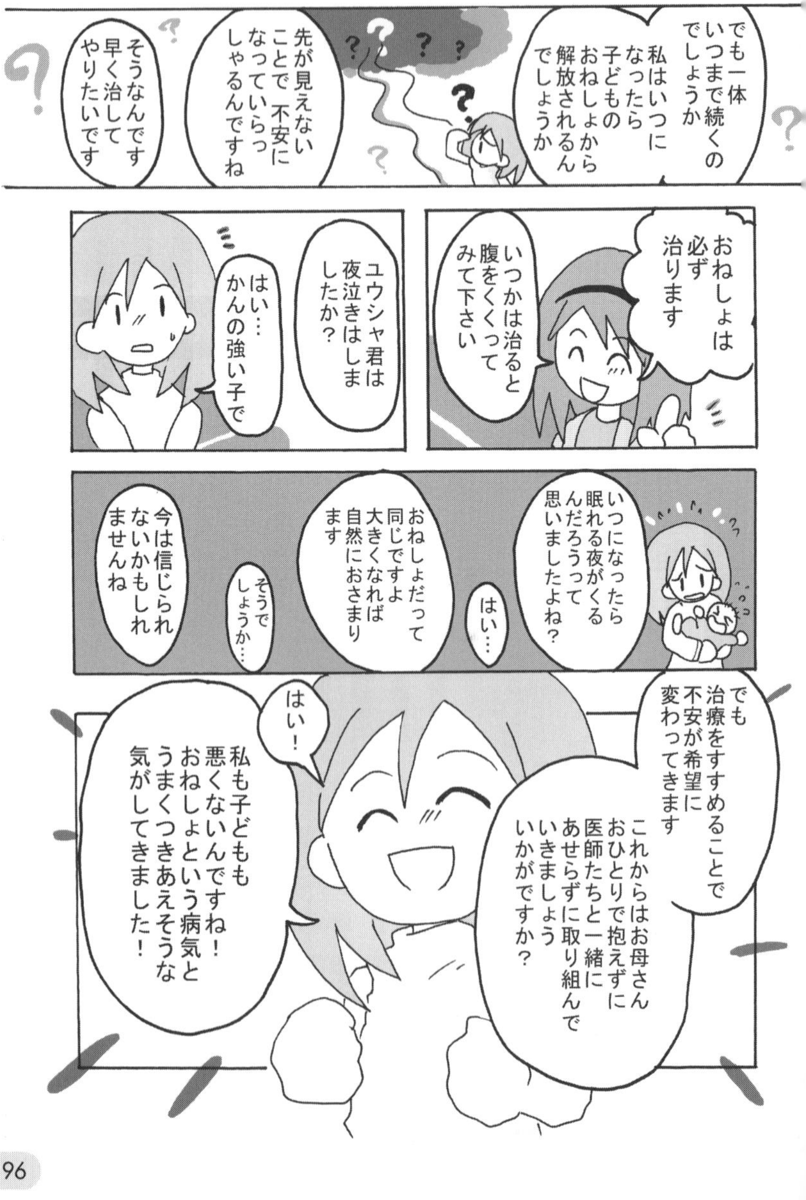

でも一体いつまで続くのでしょうか
私はいつになったら子どものおねしょから解放されるんでしょうか
先が見えないことで 不安になっていらっしゃるんですね
そうなんです早く治してやりたいです
おねしょは必ず治ります
いつかは治ると腹をくくってみて下さい
ユウシャ君は夜泣きはしましたか？
はい… かんの強い子で
いつになったら眠れる夜がくるんだろうって思いましたよね？
はい…
おねしょだって同じですよ大きくなれば自然におさまります
そうでしょうか…
今は信じられないかもしれませんね
でも治療をすすめることで不安が希望に変わってきます
これからはお母さんおひとりで抱えずに医師たちと一緒にあせらずに取り組んでいきましょう いかがですか？
はい！
私も子どもも悪くないんですね！おねしょという病気とうまくつきあえそうな気がしてきました！

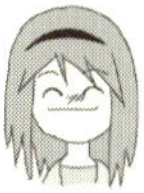

さて、お母さんのつらい気持ちも読者のみなさんにわかってもらえたでしょうか。そこで、カウンセリングルームから、お母さんとお子さんへ、心の栄養剤の処方箋を出してみましょう。

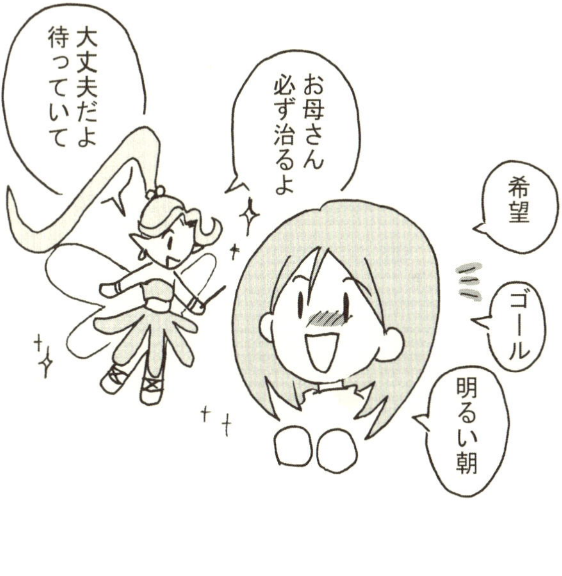

希望
ゴール
明るい朝
お母さん必ず治るよ
大丈夫だよ待っていて

カウンセリングルームからの処方箋
～お母さんご自身へ～

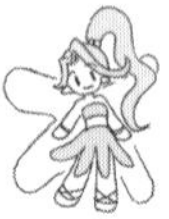

つらくなったら、このページを読んでね。

☆心の栄養剤「あなたは、すてきなお母さんです」

つい叱ってしまうのは、あなたが悪いからではありません。たまたま、いま、お子さんはおねしょをしている。ただ、それだけ。そのことが**あなたの母親としての価値を下げるものではありません。**

あなたは、今まで夜尿症のために一生懸命がんばってこられました。風邪なら数日で治りますが、夜尿症には少し時間が必要です。でも、幸いなことに、不治の病ではありません。

この章でお伝えしてきた夜尿症の子どもに対するかかわり方は、すべての子どもの成長にとって必要なかかわり方と同じです。夜尿症にかかったことで、親子関係を見つめる機会もできたと思えば、すごく得したと思いますよ。

あなたは、とてもすてきなお母さんなのですから……。

☆心の鎮痛剤　「あなたは、悪くありません」

自分が産み育てた子がおねしょをしているために、自分まで否定されているような、自分の子育てが間違っているような、そんな気持ちになっていらっしゃいませんか。

あなたは、今までずいぶんと心ない一言に傷ついてきましたね。おねしょは、あなたが子どものしつけを間違ったからでも、あなたの育て方が悪かったからでもありません。心ない一言は、心のはさみを取り出してチョキチョキ切ってしまいましょう。

そして、もう、ご自分を責めるのはやめましょう。

あなたは悪くないのですから……。

いまのままで十分なのですから……。

そして、あなたはお子さんにとって、かけがえのないたったひとりのお母さんなのですから……。

子どもを嫌いになってしまったり、受け入れられない気持ちになってしまうのは、まわりから責められればあなたに湧いてきてしまう自然な感情です。正しい理解のために、この本をご家族にも読んでもらってください。きっと、おねしょへの見方が180度変わると思います。そして、あなたに対するまなざしも変わると思います。あなたは、決して悪くないのですから……。

カウンセリングルームからの処方箋
〜お子さんのために〜

☆ほめ薬

ささいなことでも、良いところを見つけてほめてあげましょう。「事実をほめる」「ほめることを継続する」この2つがコツです。

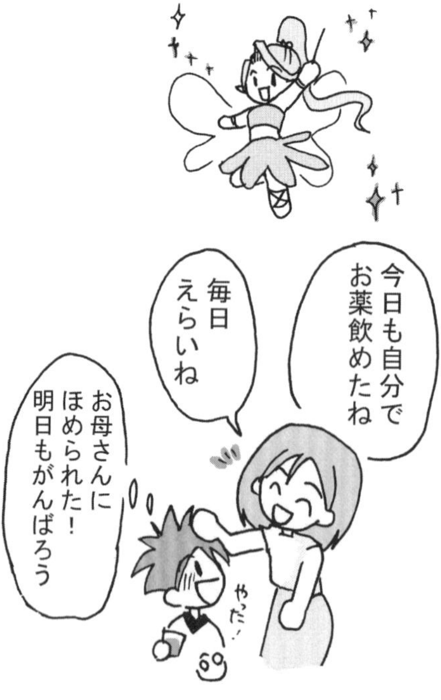
今日も自分でお薬飲めたね
毎日えらいね
お母さんにほめられた！明日もがんばろう
やった！

☆子どもタイム

お母さんがお子さんのお話に耳を傾ける時間を、次のように定期的にもちましょう。

回数　１週間に１～３回　（無理しない程度に）

時間　１回15分くらい　（曜日と時間を決めて）

方法　次の①～③のいずれかの姿勢で行いましょう。

①子どもをだっこして。

②子どもをお膝の上に乗せて。

③子どもの隣に座って肩を抱いて。

ルール

☆「うんうん」と子どもの気持ち（いやだったこと、悔しかったこと、辛かったこと、心配なことなど）を聞きましょう。

☆「いやだったんだね」と、子どもの感情に焦点をあてて聞きましょう。

☆「それはおまえがわるいんでしょ」などと切り返さないようにしましょう。

☆話を聞いて怒らないようにしましょう。

☆お母さんの意見はちょっとわきにおいて、15分、最後まで話を聞きましょう。

こころはね、風船のようなもの
夢や希望がいっぱいに詰まっていたら
どこまでだってとんでいける
どこまでいきたい？
どこか遠くの魔法の国？
それとも、お空の向こうまで？

けれどね
大切なこころの風船に、
いやなことや悲しいことが詰まってしまうと
こころがいたくなってしまう
おなかがいたくなってしまう
あたまがいたくなってしまう

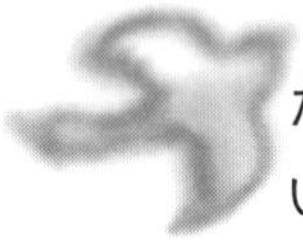

だからね……
いやなことは、なるべくおくちからだすんだよ
こころの風船から、悲しい空気や苦しい空気を
だしてあげよう？
こころがほわ〜っと軽くなるよ

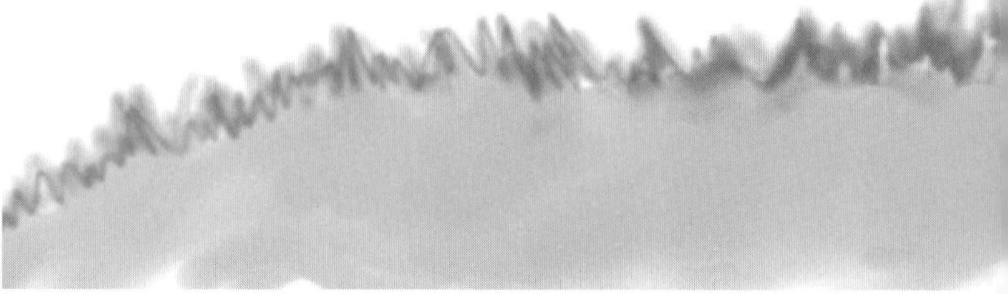

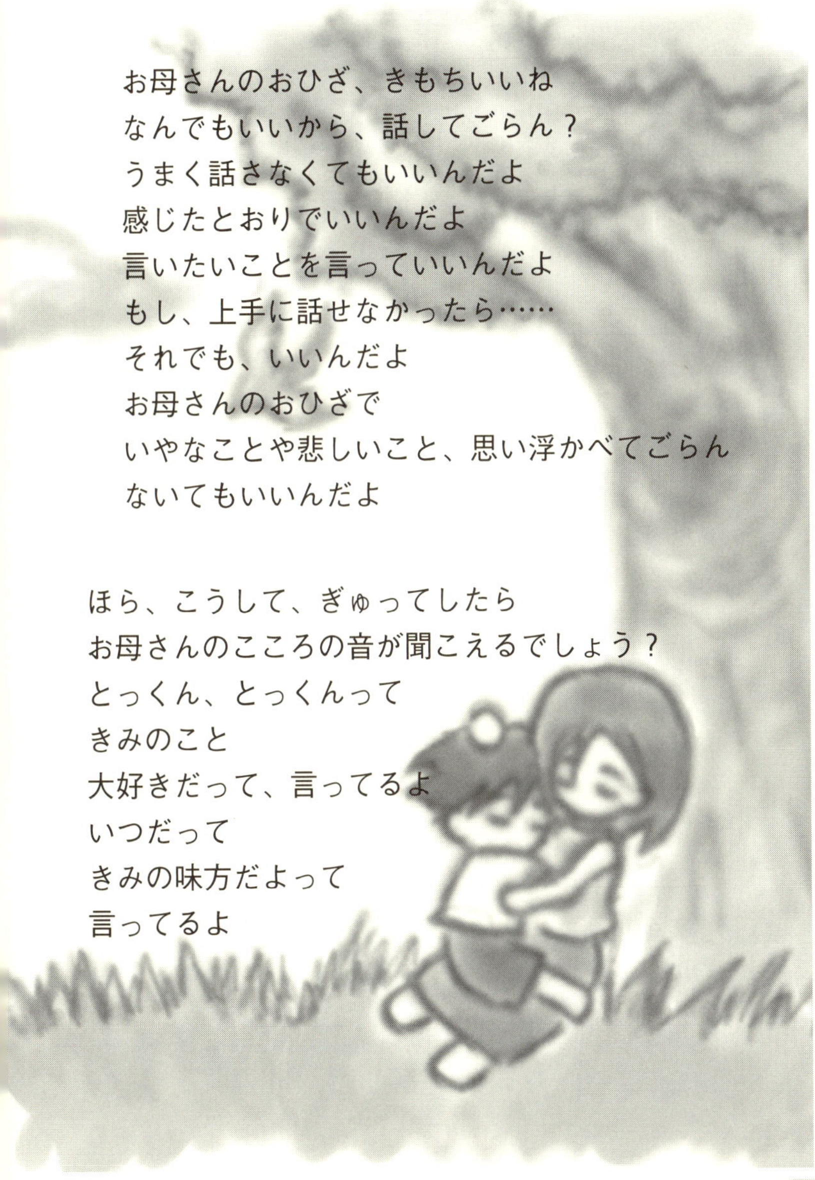

お母さんのおひざ、きもちいいね
なんでもいいから、話してごらん？
うまく話さなくてもいいんだよ
感じたとおりでいいんだよ
言いたいことを言っていいんだよ
もし、上手に話せなかったら……
それでも、いいんだよ
お母さんのおひざで
いやなことや悲しいこと、思い浮かべてごらん
ないてもいいんだよ

ほら、こうして、ぎゅってしたら
お母さんのこころの音が聞こえるでしょう？
とっくん、とっくんって
きみのこと
大好きだって、言ってるよ
いつだって
きみの味方だよって
言ってるよ

第7章 おねしょの診断
～君のおねしょは何タイプ？～

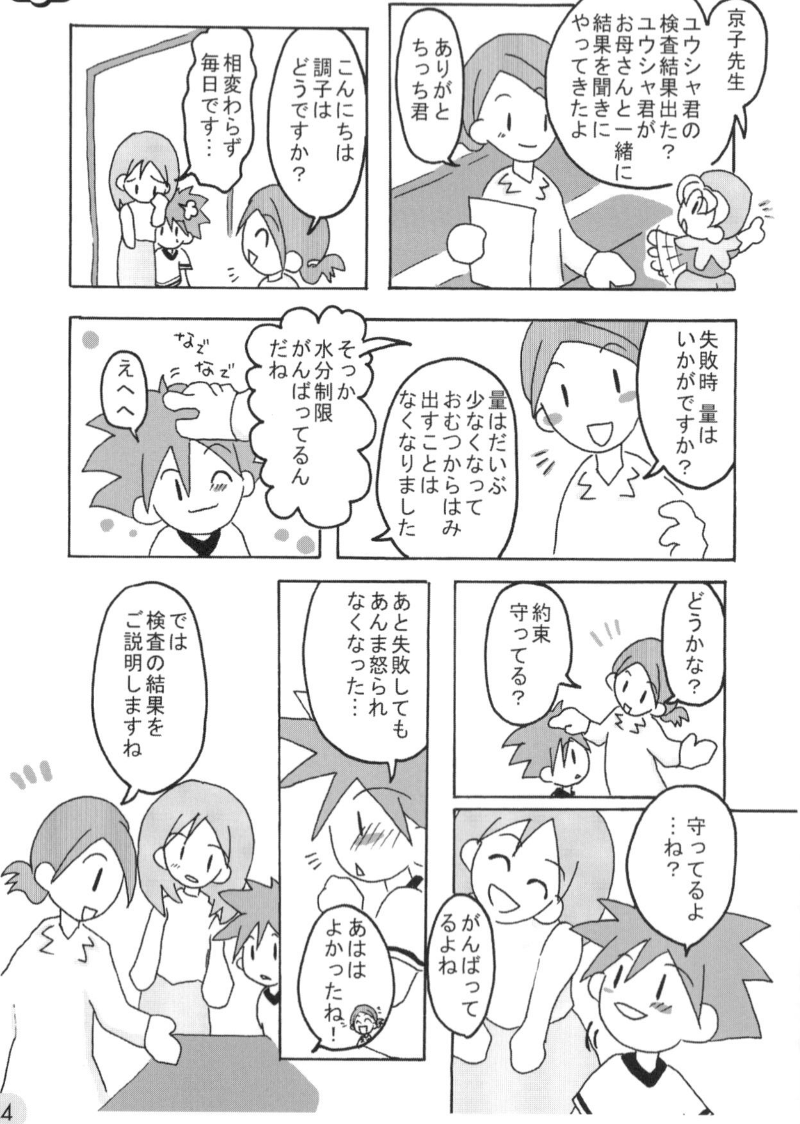
京子先生
ユウシャ君の検査結果出た？ユウシャ君がお母さんと一緒に結果を聞きにやってきたよ
ありがとちっち君
こんにちは調子はどうですか？
相変わらず毎日です…
失敗時 量はいかがですか？
量はだいぶ少なくなっておむつからはみ出すことはなくなりました
そっか水分制限がんばってるんだね
なで なで
えへへ
どうかな？
約束守ってる？
守ってるよ…ね？
がんばってるよね
あと失敗してもあんま怒られなくなった…
あははよかったね！
では検査の結果をご説明しますね

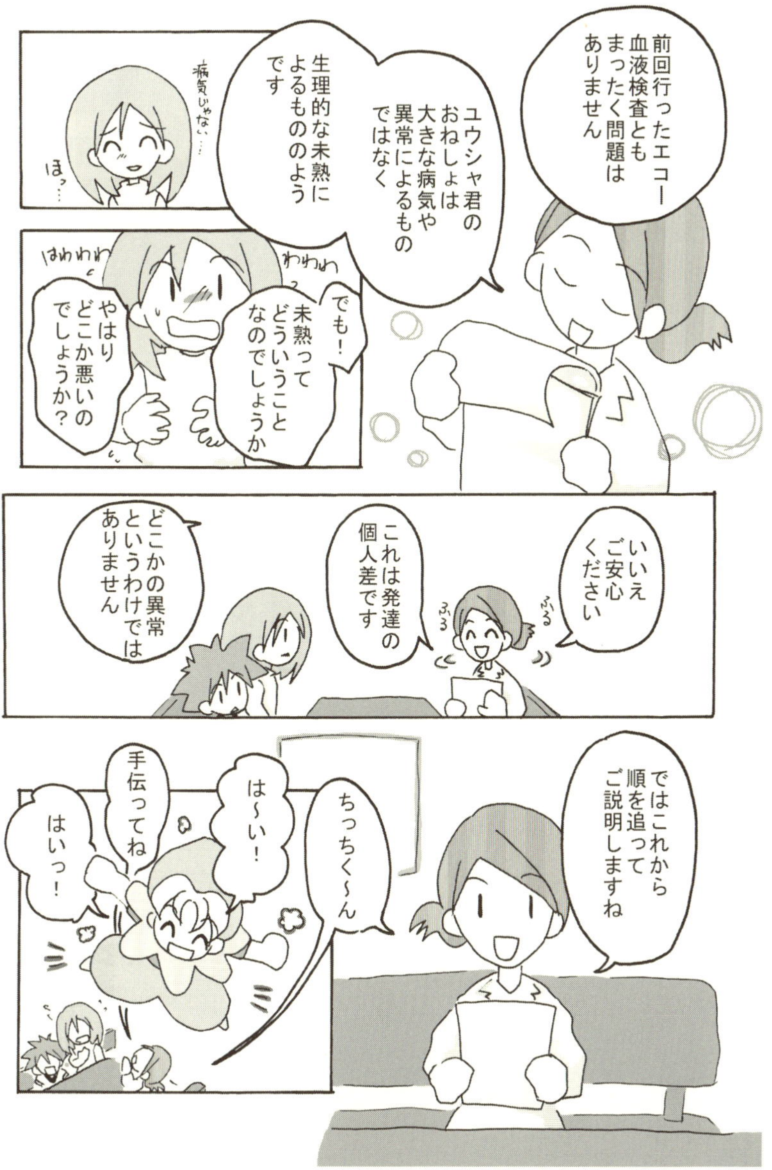
前回行ったエコー
血液検査とも
まったく問題は
ありません
ユウシャ君の
おねしょは
大きな病気や
異常によるもの
ではなく
生理的な未熟に
よるもののよう
です
病気じゃない…
ほっ…
わわわ
はわわわ
でも！
未熟って
どういうこと
なのでしょうか
やはり
どこか悪いの
でしょうか？
いいえ
ご安心
ください
ふる
ふる
これは発達の
個人差です
どこかの異常
というわけでは
ありません
ではこれから
順を追って
ご説明しますね
ちっちく～ん
は～い！
手伝ってね
はいっ！

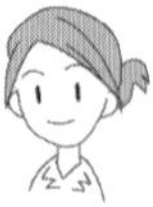

それで、どの部分が未熟なためにおねしょをしてしまうかですが……最大膀胱容量、我慢尿はいくつくらいでしたか？

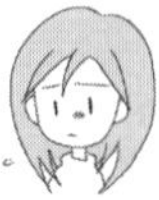

だいたい、200ccくらいでした。

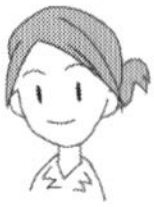

今７歳ですから、膀胱容量としては十分ですね。

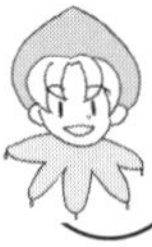

最大膀胱容量は、だいたい、年齢×30cc前後が標準値なんだよ。

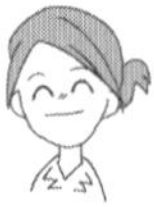

ですから、尿をためるほうの働きは問題ありません。

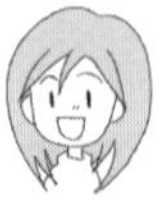
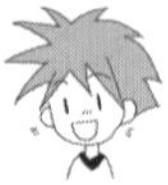

……（こっくり）。

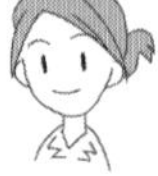

朝一番のおしっこをお持ちいただいて、その濃さや重さを調べてみたのですが……。やはり、かなり薄いですね。

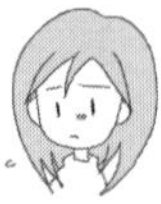

それは、どういったことなのでしょうか。

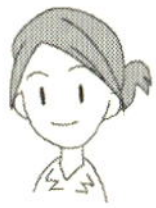

夜、眠っている間には、「抗利尿ホルモン」という、おしっこを濃くするホルモンが分泌されます。それによって、夜のおしっこが濃縮されて、濃く、少なくなって、一晩分しっかりためられるように、うまく調節しているわけです。

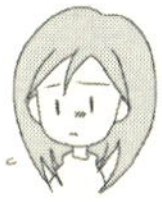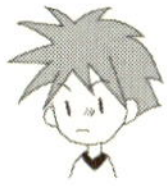

……（こっくり）。

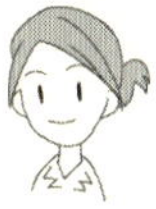

ですが、この抗利尿ホルモンの分泌が不十分だと、夜のおしっこが濃縮されず、薄く、多量になってしまいます。そのため、ぐっすり寝ている間、知らないうちに、あふれてしまうわけです。

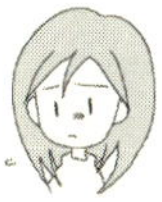

その、ホルモンの分泌が悪い、というのは異常なのでしょうか。

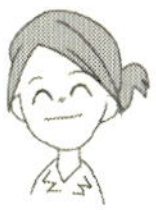

いいえ。決して、特別なことではありません。心配しないでください。

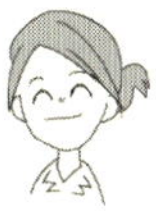

これは、成熟の個人差です。ほら、身長だって、幼稚園の時からうんと大きい子と、おちびさん

だった子が中学・高校と成長するにつれいつのまにかうんと伸びている子と、それぞれですよね。

　これは、成長ホルモンの分泌のスパートがいつ始まるかによるものですが、抗利尿ホルモンの分泌がいつごろから多くなって、安定してくるかは、体質による部分が大きいんです。早生の子もおくての子もいます。いずれは必ず追いつきますから、大丈夫ですよ。

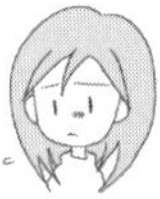
その、追いつくというのは、いつごろになるのでしょうか。

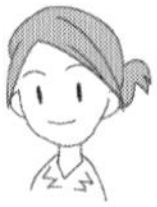
それは、本人の体しか知らないことです。でも、抗利尿ホルモンに関して少し晩生でも、決して異常な、特別なことではありません。

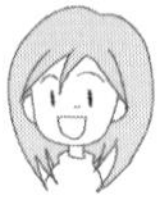
……はい。

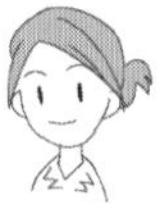
検査結果を総合すると、ユウシャ君のおねしょのタイプは、抗利尿ホルモンの分泌がやや少なく、おしっこが多くなるタイプの「多尿型」ですね。

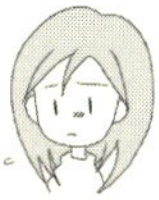
そのほかにはどのようなタイプのおねしょがあるのですか？

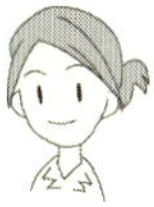
膀胱容量が小さく、一晩分のおしっこをためられない、膀胱が少しの尿がたまっただけで勝手に動いて尿を出してしまうなどの「膀胱型」、いろいろな要因の混ざり合った「混合型」などがあります。

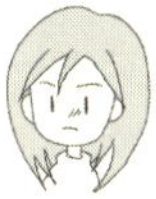
そうですか。……でも、何か、どこか特別に悪いところがあるわけではないことがわかって、少し安心しました。

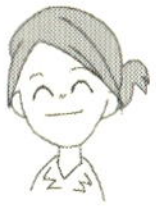
そうですね。この場合のおねしょは、発達過程の個性の１つですから……。必ず治ります。あとで「７つの時はおねしょして大変だったわ～」と、笑って話せる日がきますよ。

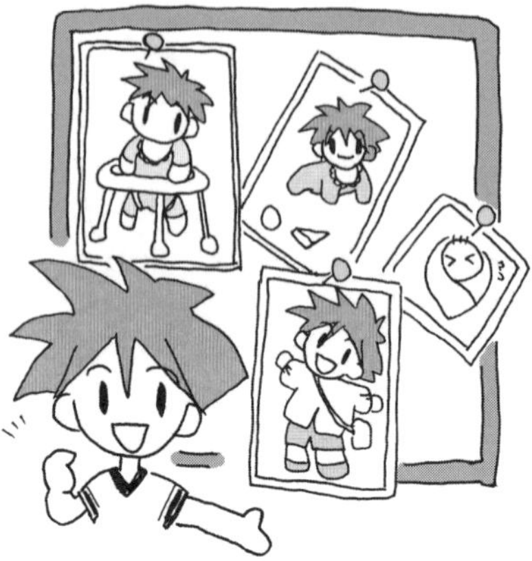

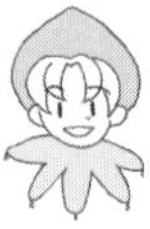

どうやら、ユウシャ君のおねしょも、ようやく診断がついたみたいだね。お母さんも、おねしょの原因がわかって、少し安心してくれたかな。

あれ？　お母さんは、早速治療法が気になってるようだ。

じゃあ、次の章では、専門医による治療について、詳しく聞いてみよう！

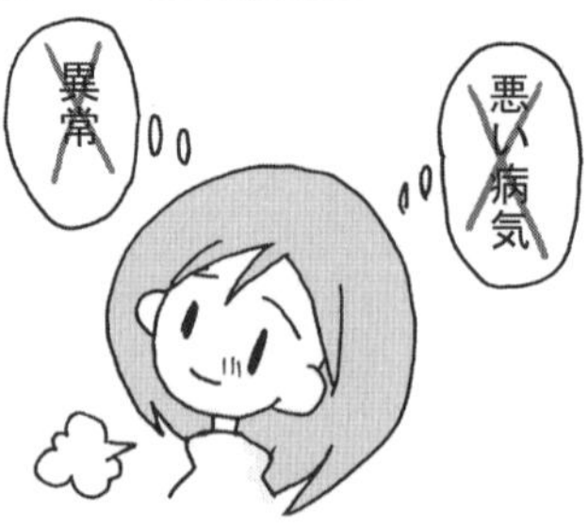

院長室から

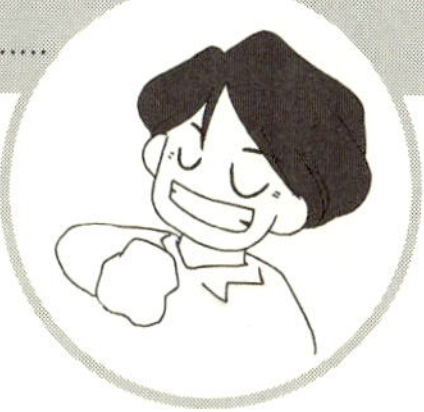

おねしょは、特別なことではなく、発達の個人差であることがほとんどです。

ですから、おねしょをするからといって、また、おねしょ検査の結果、膀胱の働きや尿の濃縮力が未熟だからといって、心配したり悲観したりする必要はありません。いずれ必ず治る時が来ます。

日本はおねしょ治療については世界一の先進国です。おねしょが心配、つらい、そんな時は、ぜひ、おねしょ専門医の門を叩いてみてください。

第8章 おねしょ治療の最前線！
～専門医による治療～

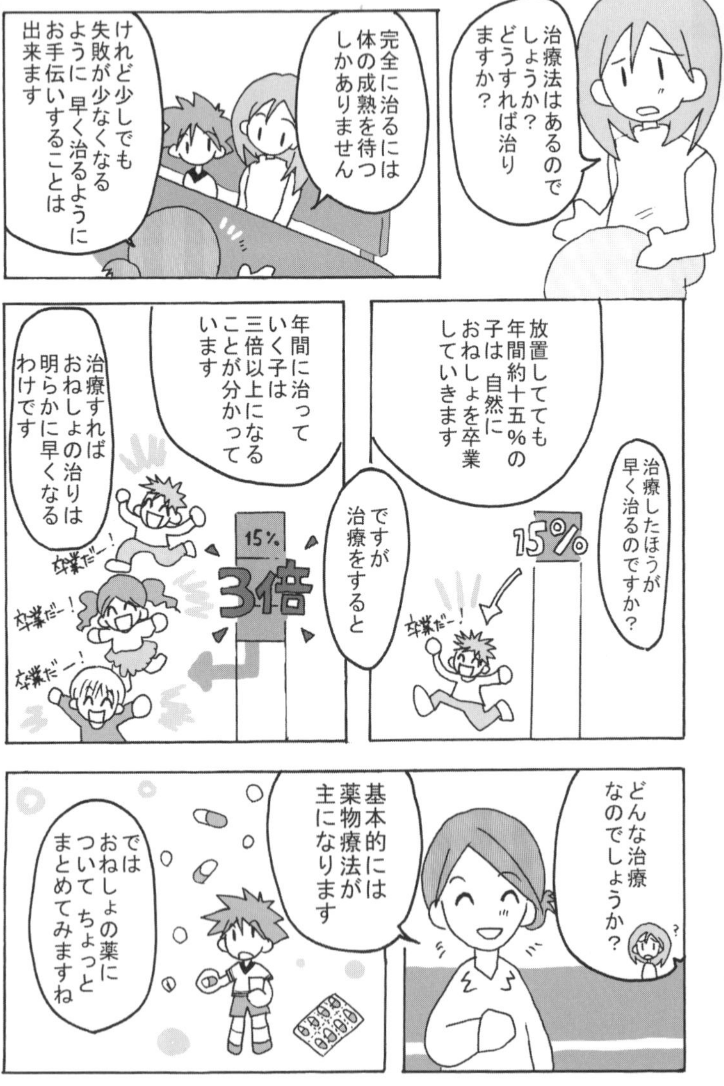
治療法はあるのでしょうか？どうすれば治りますか？
完全に治るには体の成熟を待つしかありません
けれど少しでも失敗が少なくなるように 早く治るようにお手伝いすることは出来ます
放置してても年間約十五%の子は 自然におねしょを卒業していきます
治療したほうが早く治るのですか？
15%
卒業だー！
ですが治療をすると
年間に治っていく子は三倍以上になることが分かっています
15%
3倍
卒業だー！
卒業だー！
卒業だー！
治療すればおねしょの治りは明らかに早くなるわけです
どんな治療なのでしょうか？
基本的には薬物療法が主になります
ではおねしょの薬についてちょっとまとめてみますね

☆おねしょの治療・薬物療法

おねしょの治療の基本は薬物療法です。

おねしょを治すのに薬を使う……と聞くと、ご心配なさる方も多いのですが、おねしょの治療薬はその性質（働きや副作用）がよく知られ、安全性の高いものばかりです。

また、おねしょ専門医の手で、適切に処方されれば、決して危険なものではありません。

これから、おねしょ治療薬の種類や名前、働きについて、ご紹介しますね。

◆トフラニール、アナフラニール◆

作用　おもに睡眠中枢に作用し、睡眠のレベルを一段階浅くし、尿意が意識に上りやすくする薬。簡単にいうと、おしっこがしたくなったら自然に目が覚めるようにする。

そのほか、わずかながら膀胱の緊張を緩める作用、尿を濃くする作用もある。

副作用　敏感な子の場合、寝つきが悪くなる、夜中に目が覚める、など。

そのほか、まれに発疹・肝機能障害。

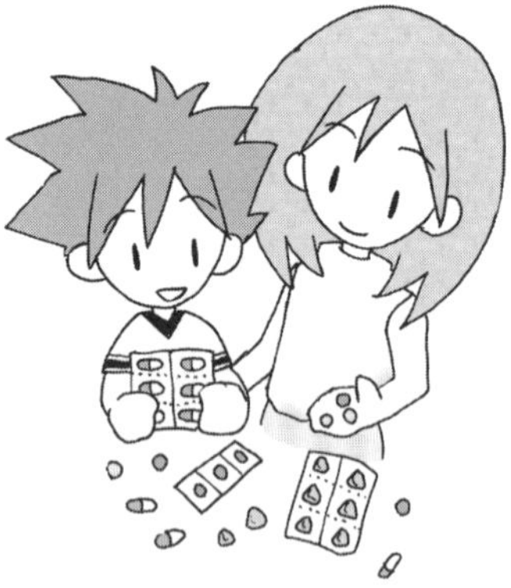

◆ポラキス、バップフォー◆

作用 膀胱の緊張を緩め、膀胱がゆっくりと大きくふくらみ、尿を保持できるようにする薬。簡単にいうと、おしっこをためられるようにする薬。

副作用 のどの渇き、便秘など。

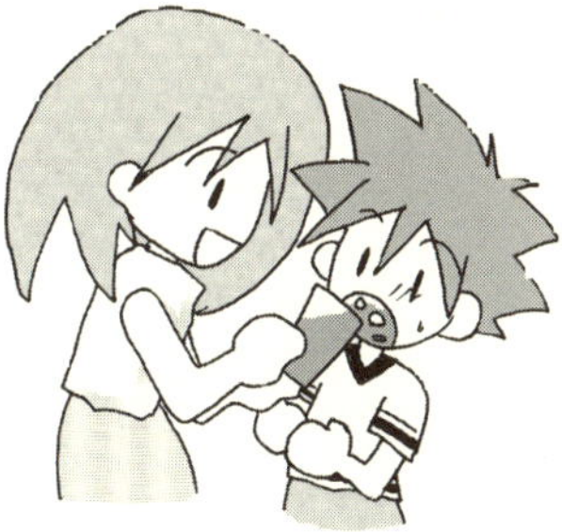

◆デスモプレッシン（点鼻）◆

作用　抗利尿ホルモンの点鼻薬《てんびやく》。鼻腔《びこう》にスプレーすることにより、尿を濃縮する。簡単にいうと、おしっこを濃くして量を減らす薬。

副作用　水中毒（体内の水分が過剰になり、電解質のバランスが崩れることにより、頭痛、倦怠感、吐き気、痙攣《けいれん》などが起こる）。

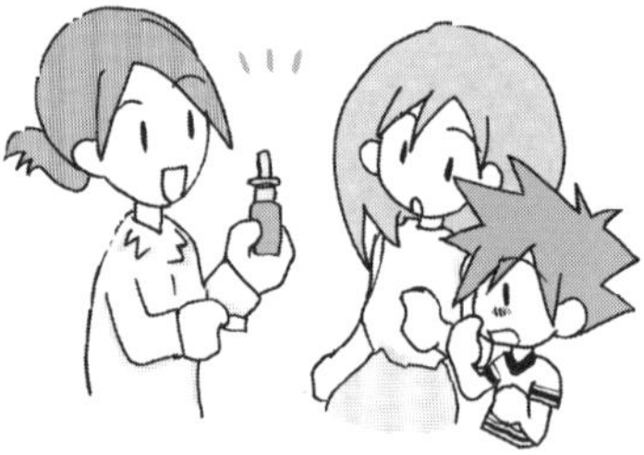

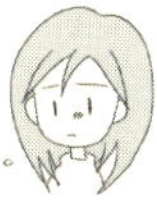
薬は、ずっと続けるのでしょうか。

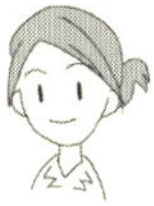
そうですね。早い子では数か月で卒業していくこともありますが、1年、2年と時間がかかることもあります。

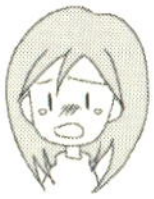
そんなにかかるんですか!?

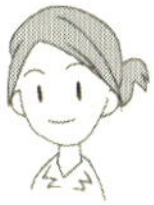
もちろん、その間、ずっと毎日おねしょしているわけではありません。量も、回数も、ずっと減ってくると思います。

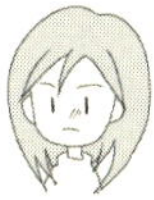
でも、そのくらい長い間、お薬が必要なんですね。

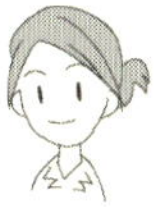
そうですね……。これも個人差が大きいので一概には言えませんが、お風邪のように1週間お薬を飲みましたからもういいですよ、とはいきませんね。

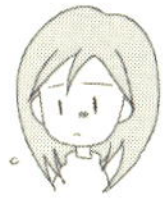
おねしょは治療したほうがよいのでしょうか。

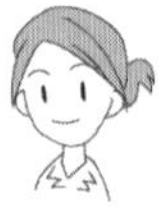
放っておいても、いつかは治ります。でも、おねしょが子どもやお母さんにとって負担になるようなら、治療したほうがよいと思います。ユウシャ君、宿泊学習の心配をしていましたよね。

それに、カウンセリングによると、おねしょでだいぶ自己評価も下がってしまっているようです。「子どもの社会生活の広がりを妨げない」「子どもの健やかな発達を手助けする」のも、おねしょの治療の大切な目標です。

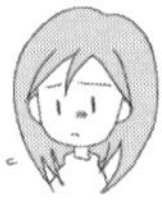
でも、そんなに時間がかかると、あんまり変わらないような……。

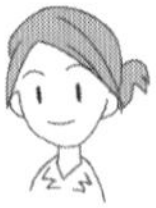
おねしょは、下着やお布団を夜濡らさない、ドライな状態をなるべく続けて長く保ってあげることが早期の治癒につながることがわかっています。

ですから、治療でおねしょの悪循環を切ってあげることで、自然に治っていくための方向づけをしてあげることができるんです。

あまり変わらないような気はしますが、統計上、治療したときのおねしょの治り方は無治療の場合の3倍強です。

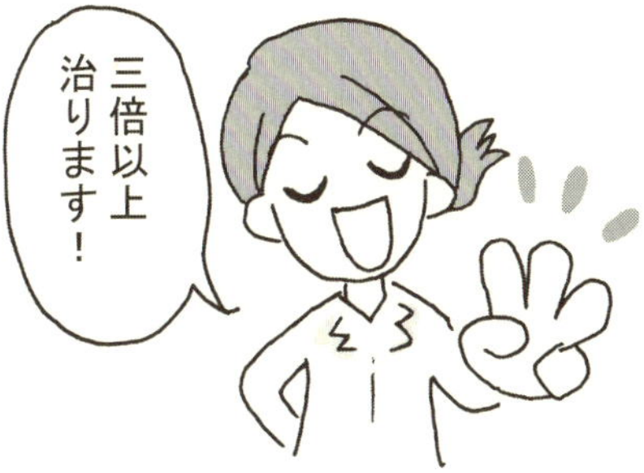

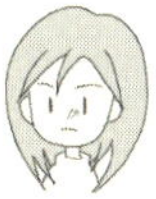治療の、副作用の心配はないのですか？

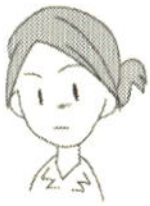先ほど説明したような副作用が、まれですが見られます。でも、重篤な副作用の経験はありません。それに、薬を使っている間は、受診ごとの尿検査、3～6か月に一度の血液検査をしますので……。

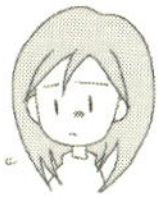どうする……？　治療、する……？

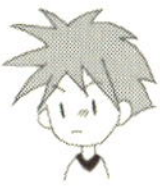……うん……やってみたい……。

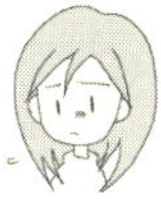どんな治療になるのでしょう。

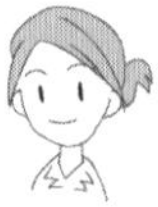

ユウシャ君の場合は、「トフラニール」という飲み薬と、「デスモプレッシン」という点鼻薬を使おうと考えています。

「トフラニール」は、おねしょの子の睡眠レベルに作用して、少し眠りを浅くし、おしっこがたまった刺激で目が覚めやすくなる作用、膀胱の緊張を少し緩める作用、少し尿を濃くする作用があります。ごく敏感なお子さんの場合、眠りが浅くなることで寝つきが悪くなる、夜中に目が覚めてしまう、などの症状が見られることがあります。

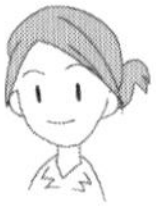

「デスモプレッシン」というのは、抗利尿ホルモン剤で、点鼻で使うことにより、鼻の粘膜から吸収され、おしっこを濃くする作用があります。この薬を使うときは、3時間前までの水分量に十分注意してください。

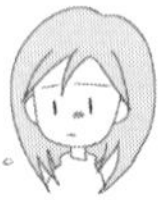

どうしてですか？

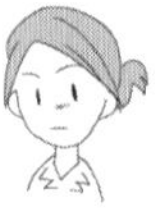

おしっこを濃くする、というのは、体から出ていく水分が減り、体の中に残る水分が多くなることになります。

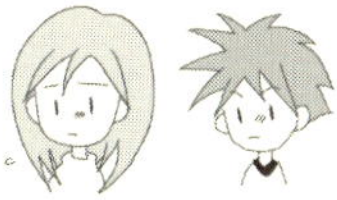

はい。

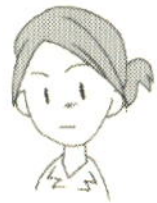

好きなだけ飲んで、体の水分が多い状態で、おしっこが減ったら……。どうなりますか？

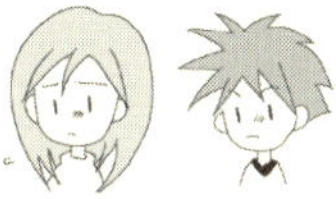

えーと……体の水分が多くなる……のかな？

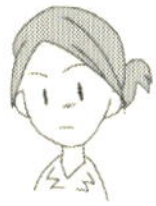

そうです。体の水分が多くなり、体の大切な成分が水で薄まって、体のバランスが崩れることが、まれにですがあります。水中毒、という、重篤な副作用です。

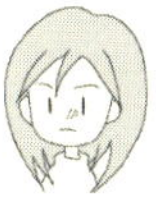

そんなに、怖い薬なのですか？

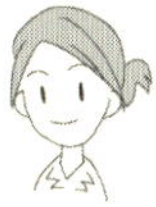

水中毒の報告は、10万例に1例程度です。頻度はそう多くありません。それに、きちんと夜の水分制限を守れれば、問題のないことです。

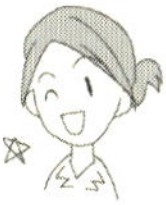

そこでね、ユウシャ君。もう一度、前にした約束を、思い出してくれるかな？

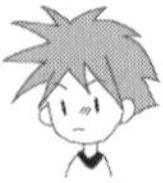
えっ……トイレと、腹巻と……夜、水を飲みすぎない……。

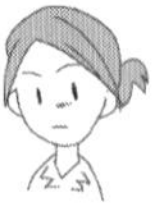
よく覚えてたね。それに、もう１つ、約束してほしいんだ。

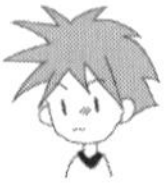
……（自信なさげに）。

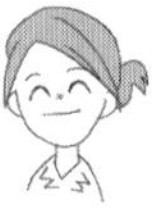
これからね、毎日おねしょ日記をつけてほしいんだ。おねしょをしたら×、一晩に２回するようなら××、しなかったら○。

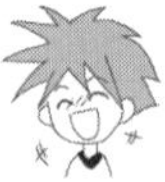
……うん。

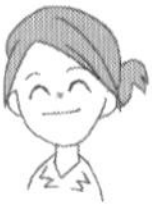
それからね、ユウシャ君、お母さん。この日記は、必ず２人でつけてください。

○×はどちらが書いても結構です。

でも、つけながら、必ず一言、ほめてあげてください。今日は失敗しちゃったけど、お水飲むの我慢してたよねとか、失敗しても、少し量が減ってきたよねとか、暑かったけど、腹巻いやって言わなかったねとか。もちろん、○のときは大いにほめてあげてください。

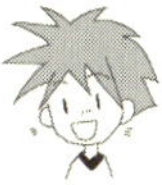……（にっこり）。

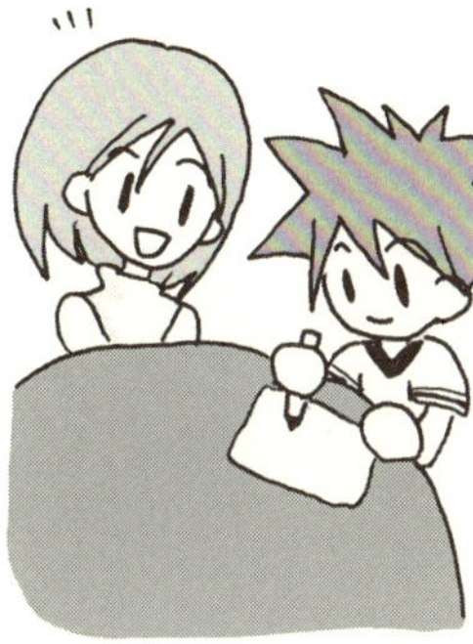

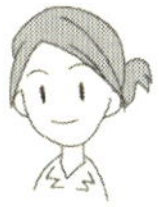おねしょは、１週間や２週間では治りません。地道な日々の努力が必要です。

途中でいやになることも、がぶ飲みしたくなることもあると思います。そんな時、お母さんにちょっとした努力をちゃんと見ていてもらうこと、ほめてもらうことが、大事なんです。お母さんはちゃんとわかってくれてる。僕ががんばってるの見ててくれてる。それが治したい意欲を持続させる、大切なキーワードです。

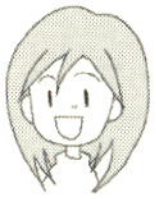はい。

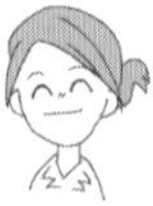
最近、ほめてもらってる？

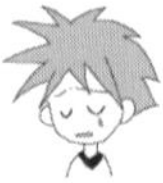
……全然。

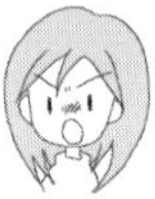
こら。

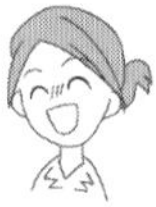
いっぱいほめてもらおうね。

薬を飲むのは、夕食から寝るまでの間、毎日忘れずに続けられる時間でしたらいつでも結構です。なるべく少しのお水で飲めるように、練習してくださいね。

点鼻は、寝る前のトイレの前、と習慣づけてください。日記も忘れずに書いてね。

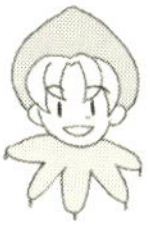

お母さんとユウシャ君、二人三脚で治療に取り組むことにしたようだね。

さて、ユウシャ君のおねしょは、順調に良くなっていくのかな？

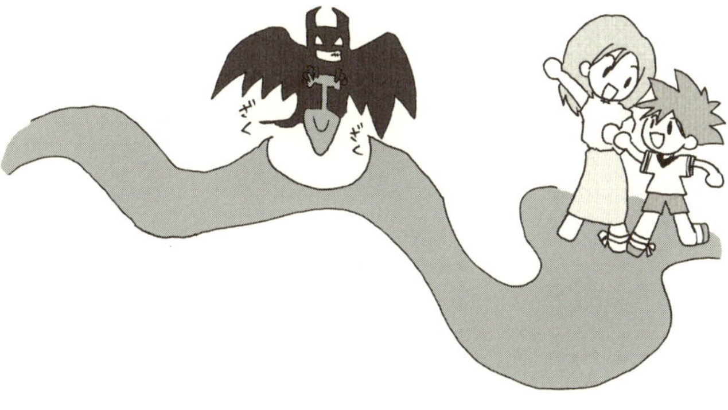

院長室から

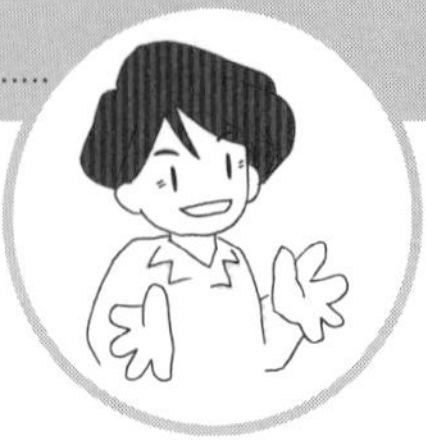

おねしょ治療あれこれ紹介

ディスモン（Dismon）がおねしょ児の抗利尿ホルモン分泌が正常児に比べて低下していることを報告して以来、デスモプレッシン（抗利尿ホルモン）は欧米を中心に広く用いられてきました。日本でも2002年に夜尿症への保険適応が認められ、安全で効果的な薬として、夜尿症治療の第一選択薬となりつつあります。

トフラニール（三環抗鬱剤《こううつざい》）は日本では夜尿症治療薬として最も古くから用いられているものの1つです。抗鬱剤として分類されていますが、作用機序《きじょ》は、うつ病に対してとは異なり、睡眠のパターンを成人型に近づけると考えられます。

バップフォー（抗コリン剤）は膀胱平滑《へいかつ》筋《きん》に直接作用し、膀胱容量を増やすとされています。

以上の3種類が現在の主要な治療薬です。

おねしょブザーは、ヨーロッパでは、夜尿症治療の第一選択とされています。

下着が濡れるとブザーの大きな音で起こす器械で、「あせらず、起こさず」という原則には一見矛盾するようですが、深い睡眠の持続する、夜尿症児でも排尿時には睡眠が浅くなることが脳波検査で確かめられており、覚醒反応を助けるという点から、むしろ理論的といえます。ただ、日本では兄弟、家族がいっしょの部屋で休むことが多く、ブザーの音で起きるのは、本人以外ということになり、なかなか普及していません。

最近、低周波治療により膀胱平滑筋の弛《し》緩《かん》、膀胱容量の増加が認められ、期待されています。

ほかに、鍼や漢方も古くから用いられて用いられていますが、治療頻度が多く痛みをともなったり、水分を多くとるなどの短所も認められます。

治療法に関しては、本人、ご両親、医療従事者が話し合い、納得されて開始することが、継続でき、一番効果が上がると考えられます。

夜尿症治療（2006年4,5月）

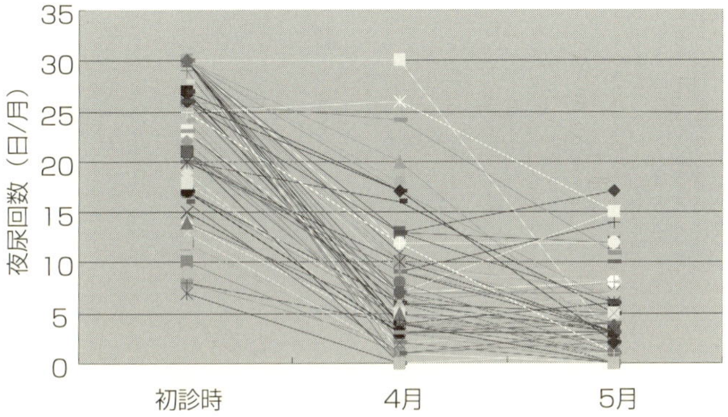

2006年6月に来院された102名の患者さんの過去2か月および初診時のおねしょ回数です。ほとんどの方が月5回以下に改善されています。

第9章 卒業への道！
～このような時、どうする？～

おねしょ治療につまづいた時のワンポイントアドバイス

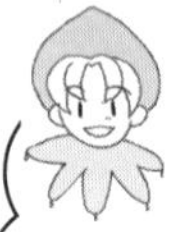

ユウシャ君、治療開始後、少しずつ、失敗しない日が出てくるようになってきたんだ。

宿泊学習も、先生とのタッグが功を奏して、失敗なく元気に帰ってこられたみたいだよ。

でもね、おねしょの治療は、「さかみち、トンネル、くさっぱら、いっぽんばしに、でこぼこじゃりみち、くもの巣くぐってくだりみち」（となりのトトロ「さんぽ」より）なんだ。

ゴールまで、まだまだいろいろなことが起こるかもしれない。ここでは、おねしょの治療中、遭遇しやすいつまづきとその対策についてまとめてみたよ。

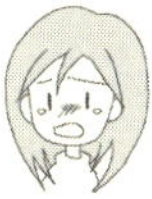

Q１　薬の処方箋に「寝る前」とあったのですが、眠くなって飲むのをいやがり、忘れがちです。

医師より　お薬は、夕食から寝るまでの間、毎日忘れずに続けられる時間であれば、いつでも結構です。食後の習慣にしていただいてもかまいません。

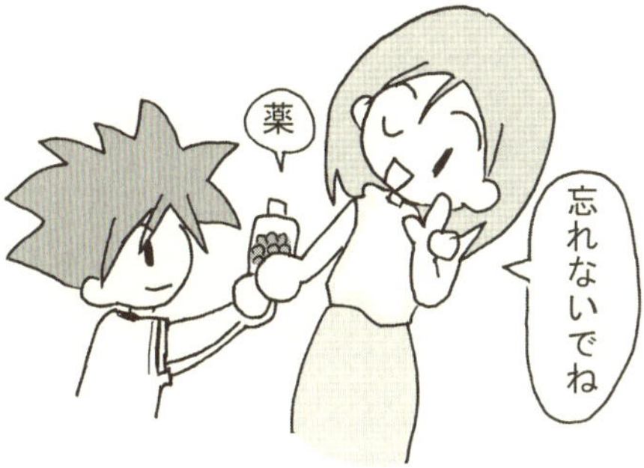

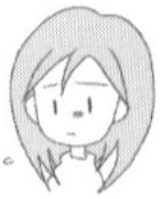

Q２　治療を始めた時は、おねしょの回数が減ってとても喜んでいたのですが、今週は２回も失敗しました。

医師より　思い出してください。はじめは、毎日失敗でしたよね。はじめて○がついた時、とてもうれしかったでしょう？　人間には「欲」があります。１回の○でもうれしかったのが、そのうち○が当たり前になり、たまに失敗すると「すっと○だったのに×なんて!!」と思ってしまう。

もう一度、初心に戻ってみてください。あせらない、小さな努力を認めてあげよう、大いにほめよう、と約束しましたよね。２回も失敗、ではなく、２回しか失敗しなかった、のです。

おねしょの治療は「３歩進んで２歩下がる」の繰り返しです。それでも１歩は確実に進んでいます。その１歩が大切なのです。

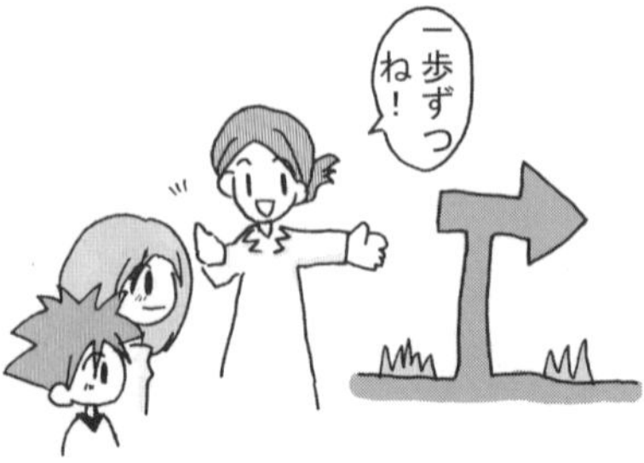

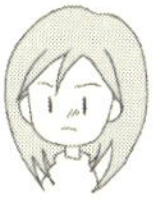

Q3　おねしょの治療に少し飽きてきたのか水分制限も守らないし、うるさく言うと隠れて飲んでいます。治す気がないように見えていらいらします。

カウンセラーより　おねしょの治療は、長い道のりです。

治療意欲をもち続けることは、簡単そうでなかなか難しいことです。これは大人でも同じです。

お母さんは、通信講座や日記を挫折したことはありませんでしたか？　ダイエットを挫折したことはありませんでしたか？　お父さんは断酒や禁煙を挫折したことはありませんでしたか？

これらは、みんな継続が必要なことですが、おねしょの治療も例外ではありません。まして、子どもです。

治療に取り組む意欲がないように思える時ほど、小さなことを見つけてほめてあげることが治療意欲を高めます。

もう、おわかりですね。

お母さんがほめ続けることがコツです。

そして、完璧を求めずに、たまのズルは多目に見てあげましょう。そうすれば、お母さんもいらいらせずにすみますね。

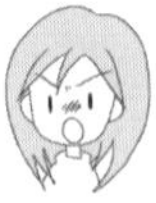

Q４　失敗した時、気にする様子が全然ありません。自分で下着の始末をするように言っても、鼻歌を歌いながら洗濯をしています。おねしょしても平気なのでしょうか。

カウンセラーより　おねしょしてても平気に見えるのは、子どもが「自分がおねしょしたことを認めたくない」という心理が働いている時です。つまり、おねしょをいちいち気にしていたら、心が傷ついてしまって体がいくつあっても足りません。子どもは平気を装うことで、自分を守っているのです。

この子は、おねしょしても鼻歌を歌って楽しく洗濯ができる能力があると考えてみましょう。ね、素晴らしいことですよね。

では、反対に気にしすぎて、おねしょするたびに落ち込んで、部屋にこもったり、家族と口をきかなくなったりしたらどうでしょうか。いろいろな意味で心配ですね。おねしょは明るい病気なのですから、「あら、失敗しちゃったね。自分で洗ってえらい！　おかあさん、助かっちゃった！」と明るく声をかけてあげましょう。そうすれば、子どもはおねしょしてしまっても、おかあさんの大切な子どもなんだと実感でき、おねしょに意欲的に取り組めます。

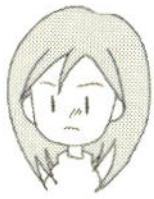

Q５　夜、運動のある日は、決まって失敗します。水分も気をつけているのですが……。

医師より　運動して帰った日は、「運動後の水分」「遅めの夕食」「疲れて眠りが深くなる」など、おねしょしやすい条件がそろってしまいます。運動時に、きちんと水分をはかって飲ませ、その晩のおねしょの量をはかってみてください。

運動のない日の失敗量に比べて明らかに量が多いようなら、次回からその分、水分を減らして持たせます。また、運動のある日の夕食は、パン食（カツサンド、ハンバーガーなど）にして食事の水分量を減らすのも有効なことがあります。また、治れば運動した日にもおねしょすることはなくなりますから、「今だけ、今だけ」と呪文をとなえながら、片目をつむって見逃すのも一つの手です。

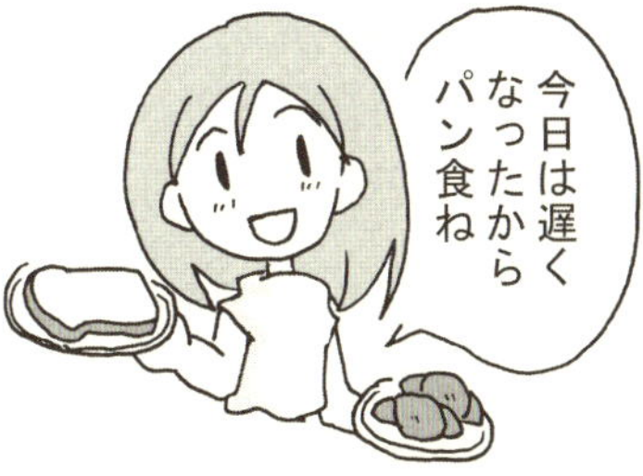

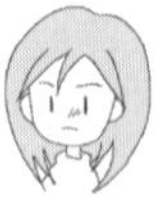

Q６　夏場はずっと調子が良かったのですが、寒くなってきたら、突然失敗が増えだしてしまいました。

医師より　おねしょには冷えが大きく関与することがわかっています。夏場調子が良くても、寒くなってくると失敗は多くなってくることは、残念ながらよくあります。

それでも、治療前よりは、失敗する回数、失敗した時に量ともに、改善しているものです。

おねしょの治療は、「３歩進んで２歩下がる」。じれったいようですが、それでも、１歩は確実に進んでいます。これを繰り返しながら、徐々に本当の卒業に向かっていきますから、冬に×が見られるようになっても、あせらず、どっしり構えてください。決して、お子さんにぶつぶつ言わないでくださいね。

具体的な対策としては、「お風呂の時間を夜寝る前にして、ぬるめのお湯にゆっくり入る（ぽかぽか系の入浴剤を利用しても可）」「お布団をあらかじめ暖めておき、入浴後、なるべく早く布団に入る」など、試してみてください。冬になると、汗で体外に出る水分も減ってきます。水分制限がゆるんでいないかどうかも、もう一度確かめてくださいね。

お母さんへ　おねしょのお約束をもう一度思い出してね。

お父さんへ　なるべく家族と一緒の時間、子どもと遊ぶ時間を作ってね。

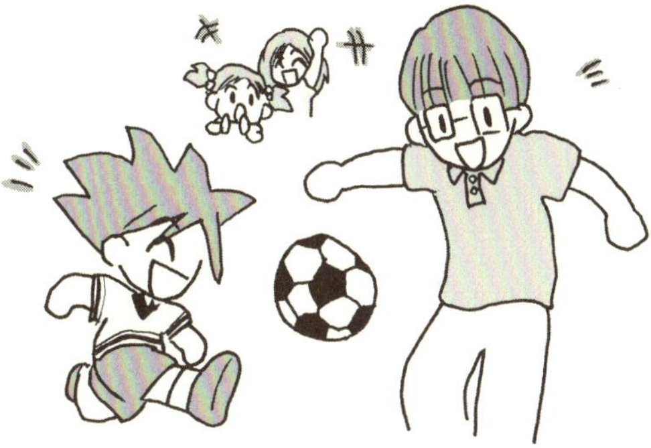

第10章 卒業の日!!

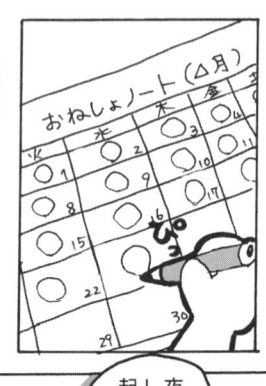

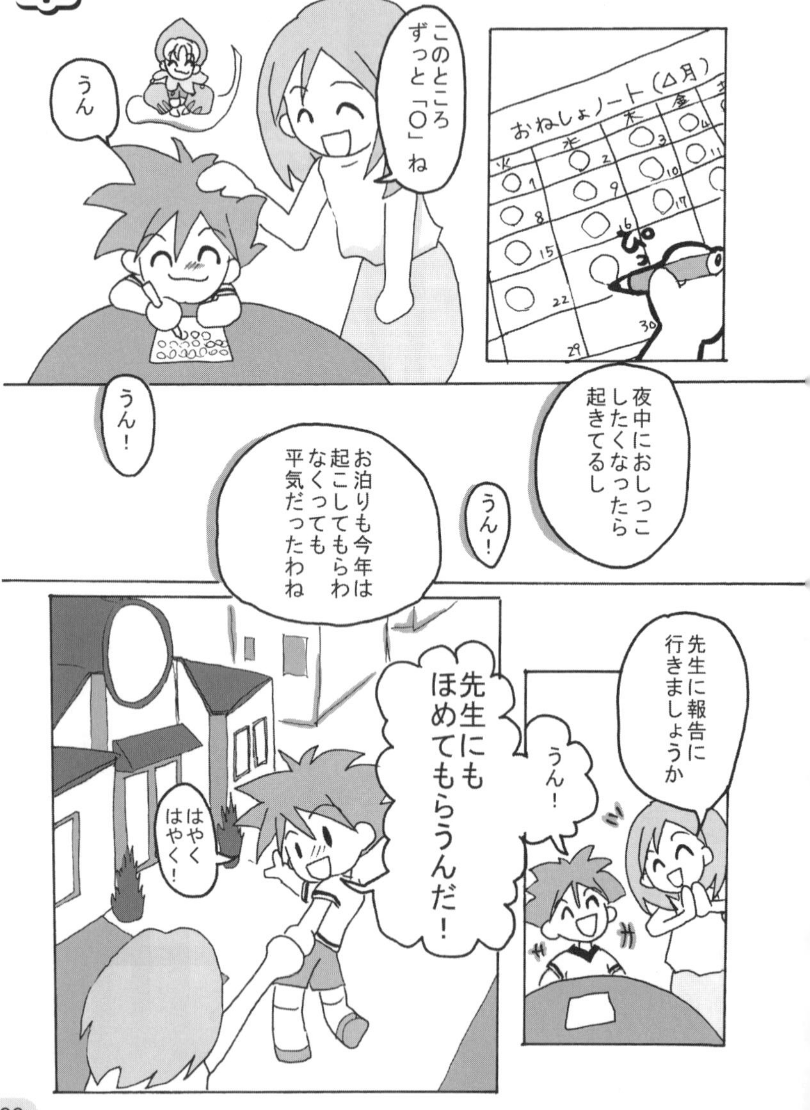
このところずっと「○」ね
うん
おねしょノート（△月）
夜中におしっこしたくなったら起きてるし
うん!
お泊りも今年は起こしてもらわなくっても平気だったわね
うん!
先生に報告に行きましょうか
うん!
先生にもほめてもらうんだ!
はやくはやく!

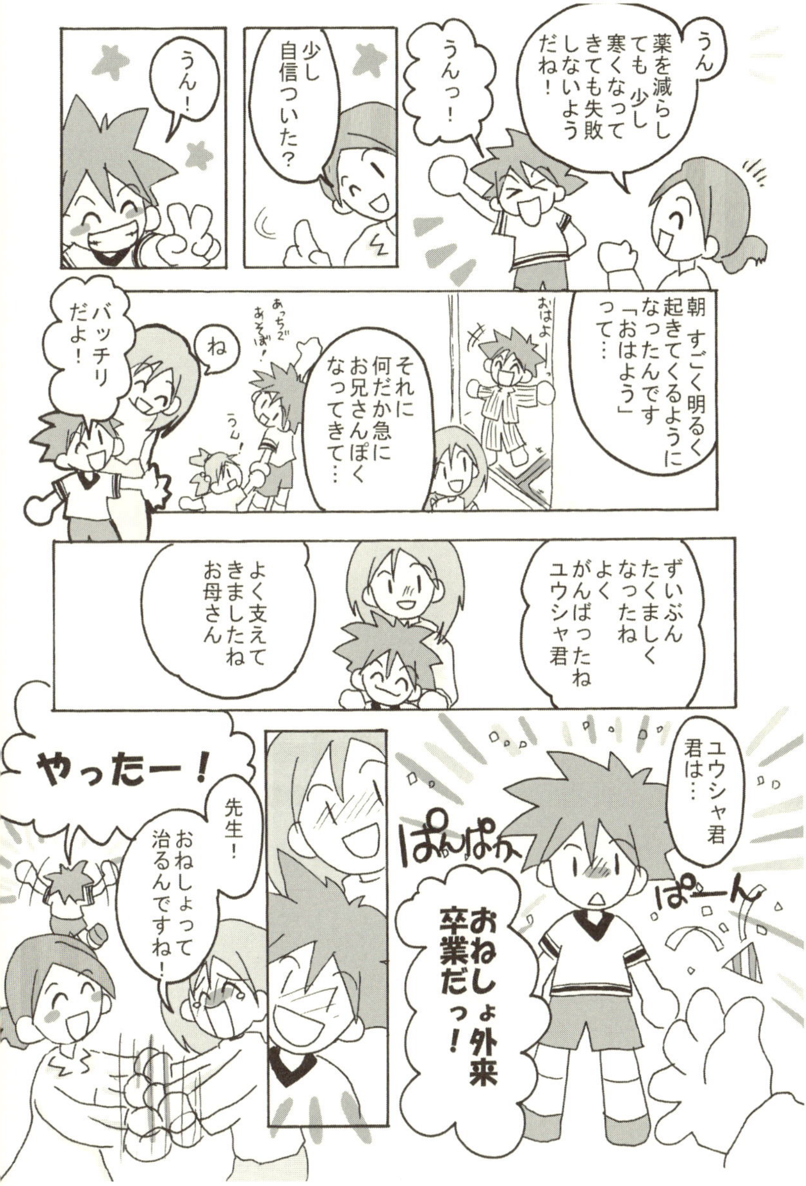
うん
薬を減らしても 少し寒くなってきても失敗しないようだね！
うんっ！
少し自信ついた？
うん！
朝 すごく明るく起きてくるようになったんです「おはよう」って…
おはよーっ
それに何だか急にお兄さんぽくなってきて…
あっちであそぼ！
うん！
ね
バッチリだよ！
ずいぶんたくましくなったね よく がんばったね ユウシャ君
よく支えてきましたね お母さん
ユウシャ君は…
ぱんぱかぱーん
おねしょ外来卒業だっ！
先生！おねしょって治るんですね！
やったー！

卒業証書

あなたとお母さんは、おねしょの

治療に一生懸命にとりくみ、

おねしょを卒業したことを

ここに証明します。

たむら小児科クリニック

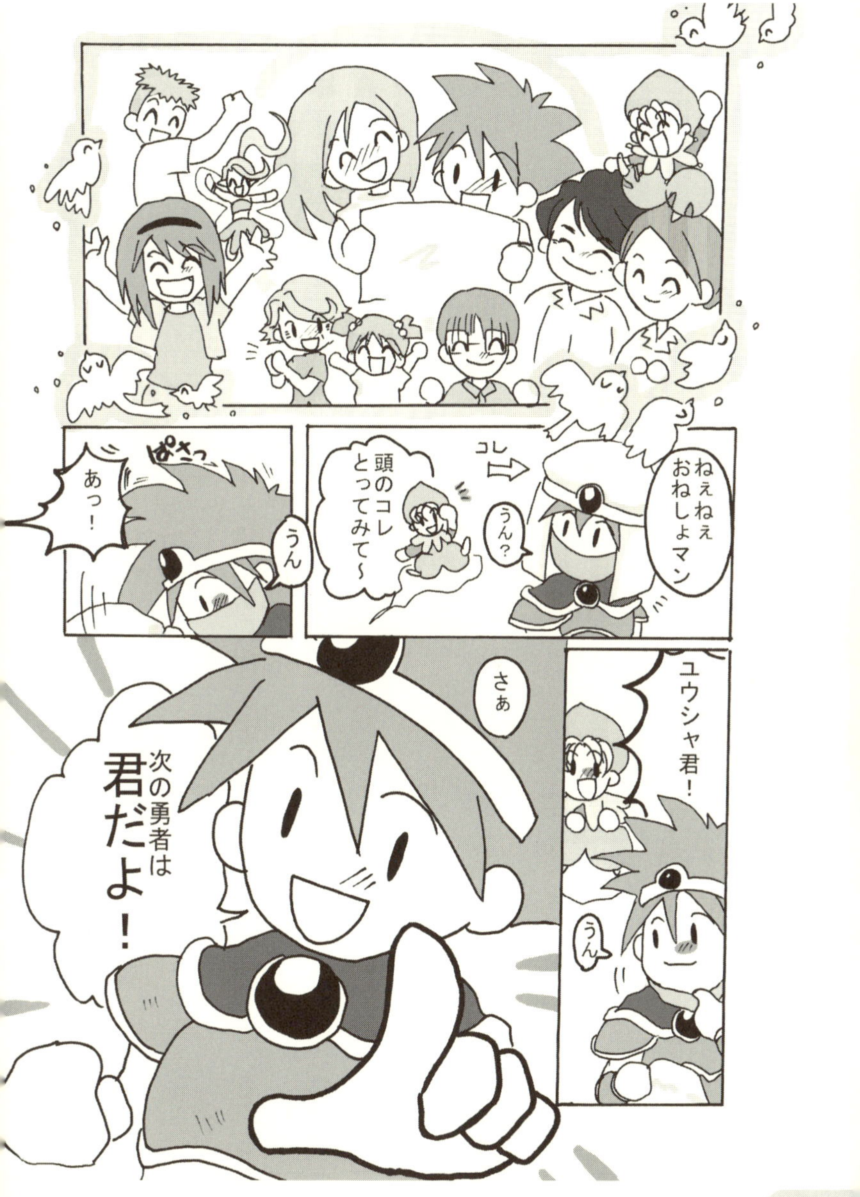

ねぇねぇ
おねしょマン
うん?
コレ
頭のコレ
とってみて〜
ぱさっ
あっ!
うん
ユウシャ君!
うん
さぁ
次の勇者は
君だよ!

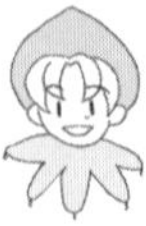
解決おねしょマンはユウシャ君だったんだね！

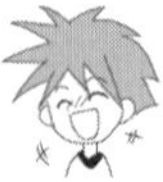
えへへ。

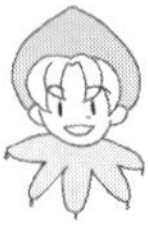
ねえ、どうして、ユウシャ君が解決おねしょマンになったの？

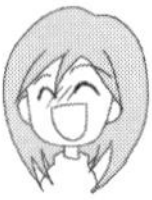
ほんと、お母さんも気づかなかった。

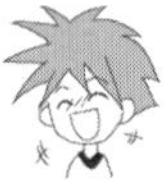
あのね、ぼく、おねしょなんてどうでもいいや、どうせぼくなんて……って思ってた時、心の中に大きな大きなおねしょボスを育ててしまったみたいなんだ。

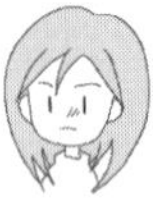
つらい思いさせてたのね、ごめんね。

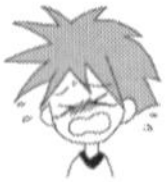
うん……。いっぱい叱られて、ぼくなんていらない子だって思ったり……。でもね、お母さんも大変だったんだって、ぼく、やっとわかったから。

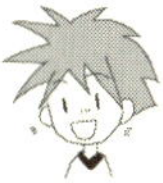
ぼく、先生や、ちっち君におねしょのことを教わったり、カウンセラーさんに話を聞いてもらったり、妖精のラブちゃんに優しい魔法をかけてもらったりするうちに、どんどんおねしょを治したい気持ちになってきたんだ。ぼく、１人じゃないんだなって。

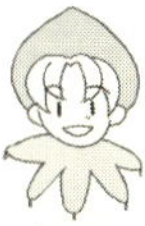
お父さんやお母さんも一緒だしね。

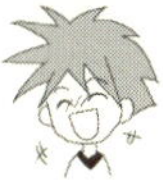
もちろん！　おねしょ治って、お母さんに喜んでもらいたかったし。ほめてほしかったし。

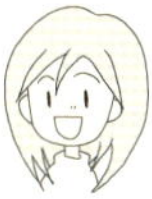
そうだったの……。

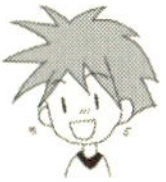
それでね、ぼく、おねしょなんかに負けないぞって、心の中におねしょを治す勇気がわいてきたら、いつの間にか、「解決おねしょマン」が生まれてきたんだ。

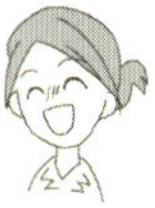
解決おねしょマンは、ユウシャ君の分身だったんだね。

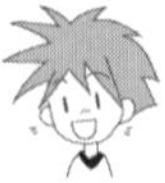そうなの。あのね、解決おねしょマンはね、はじめはすっごく弱かったんだけど、おねしょボスをやっつけるアイテムを手に入れたり、魔法の言葉を覚えたりするうちに、どんどん強くなってきてね。

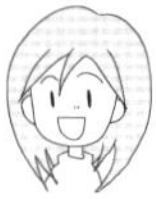うん、うん。

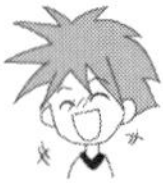そうしたら、いつのまにか、ぼくも一緒に強くなって、気がついたらおねしょをやっつけられたんだ！

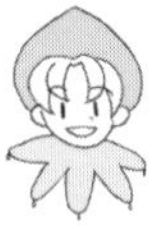やったね！　それでこそユウシャ君だ！

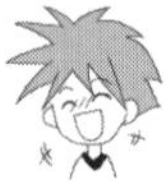さあ、次の勇者は君だよ！

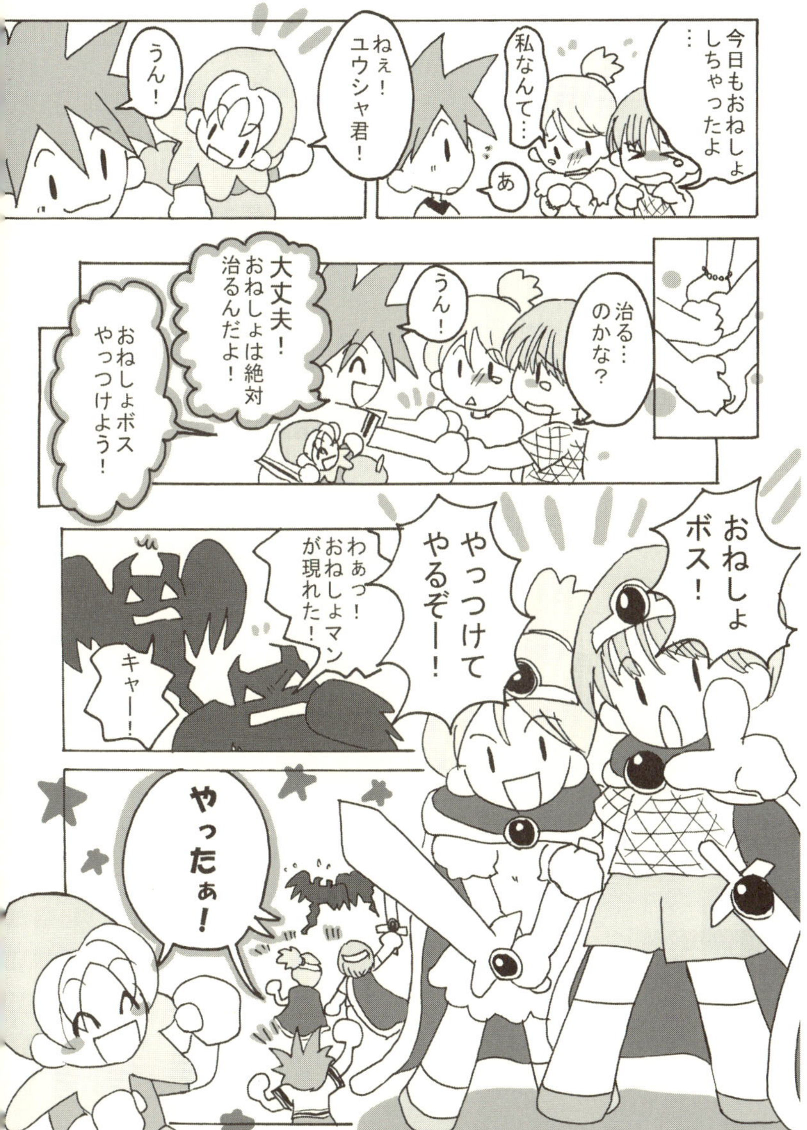
今日もおねしょしちゃったよ…
私なんて…
あ
ねぇ！ユウシャ君！
うん！
治る…のかな？
うん！
大丈夫！おねしょは絶対治るんだよ！
おねしょボスやっつけよう！
おねしょボス！
やっつけてやるぞーー！
わぁっ！おねしょマンが現れた！
キャーー！
やったぁ！

おわりに

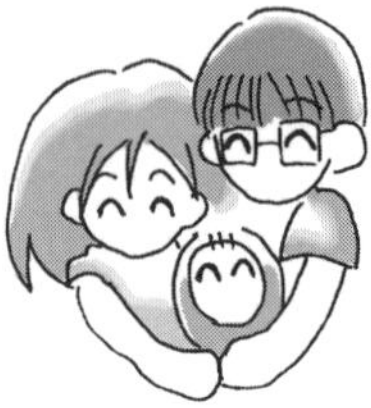

いかがでしたか？
ユウシャ君のおねしょ奮戦記。
おねしょとおつきあいする参考
になったでしょうか。
おねしょは、かならず治ります。
おねしょは、治すことができます。
おねしょは、悪いことではありません。
おねしょは、恥ずかしいことでもありません。
おねしょは、お母さんの育て方のせいではありません。
おねしょは、お子さんの性格のせいではありません。
おねしょは、誰も悪くありません。
おねしょの子が、どうどうと、「僕おねしょなんだけど」と言える日がきてくれれば……。
お母さんが、明るく「うちの子おねしょなのよ」と言える日が来てくれれば……。そう願っています。
この本が，おねしょに悩むお母さんとお子さんのほんの少しのお手伝いになれば……。そして、おねしょと少しでも仲良くすごしていただけたら、とても幸せだと思います。

田村京子　田村節子

著者紹介

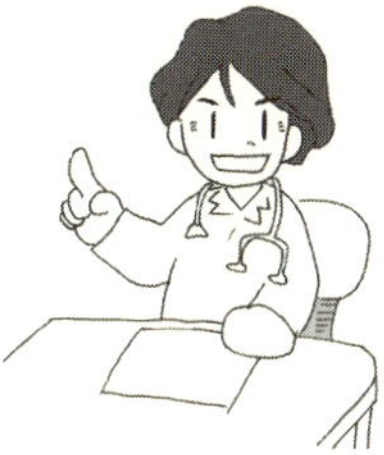

院長（小児科医）

小児科医。筑波大学医学部卒。筑波大学病院小児科、東京女子医科大学腎臓研究所、茨城県立こども病院を経て、たむら小児科クリニック院長・夜尿症治療センター所長。特に夜尿症に関しては、日本夜尿症学会設立時よりその研究・治療に携わっている。夜尿症治療の第一人者。

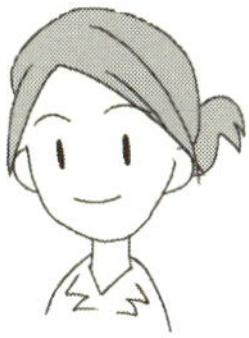

田村京子（小児科医）

東邦大学医学部卒。東邦大学病院機構第1小児科所属。血液・腫瘍・感染症をサブスペシャルとして研修を受ける。小児専門病院への派遣を経て、現・たむら小児科クリニック副院長。小児の一般診療(何でも相談できる子どもの町医者のスペシャリスト)を目指す。日本小児科学会所属。

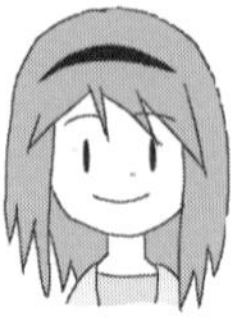

田村節子（カウンセラー）

臨床心理士。学校心理士。筑波大学大学院教育研究科修了。たむら小児科クリニックカウンセラー。現在、スクールカウンセラー、筑波大学大学院教育研究科非常勤講師、茨城キリスト教大学兼任講師等を兼務。子どもも保護者もその人らしさが発揮できるためのお手伝いをすることがモットー。

（2007年2月現在）

◆医療法人　たむら小児科クリニック　ホームページ
http://cc.tamura-japan.com

◆夜尿症(おねしょ)ナビ
http://www.kyowa.co.jp/onesho/

◆親と子が幸せになる「XとYの法則」田村節子(著)関連ホームページ
http://xy.tamura-japan.com

付録

おねしょQ＆A

Q 1　小学４年生の娘が夏休みに入ってから、おねしょをするようになりました。今は、仕方なくおむつをして寝かせていますが、おむつをするとおねしょの治りが遅くなると聞きました。どうしたらよいでしょうか。

A　おむつをしたことでおねしょの治癒が遅くなることはありません。おむつを使うことでおねしょとのおつきあいが楽になるようでしたら、大いに利用してください。ただし、自分の身のまわりは自分でする、自分でおむつをはいて寝て、濡れていたら捨てるという、10歳のレディにとって当然のマナーだけは促してみましょう。

それよりも、夏休みになったことで生活のリズムが崩れてはいませんか。たとえば、夜ふかしをして朝寝坊になったり、冷たいものを飲みすぎていたりしていませんか。楽しい夏休みですが、生活のリズムが崩れておねしょがぶり返すことがあります。まず、生活リズムの改善、夕方から夜にかけての水分制限、冷え対策（腹巻きなど）を行ってみてはいかがでしょうか。

夏はおねしょを治しやすい季節です。おねしょが続かないように、生活のリズムを見直しましょう。

Q2 小学５年の息子がときどきおねしょをします。インターネットなどで調べますと、水分制限がおねしょ治療の主軸のように書かれていますが、暑い夏のことで実践させる自信がありません。バスケット部に所属しているため、部活動の後に水分を多くとってしまっているようです。どうしても水分制限は必要なのでしょうか。

A 水分制限と聞いて、ボクサーの減量のような厳しい「がまん」を想像していませんか？　水分制限といっても、１日に摂取する量は同じです。水分のとり方のリズムを朝から日中にシフトするだけですので、慣れれば生活の１つの習慣として続けられると思います。もちろん、脱水の心配などはありません。

夜尿症とのおつきあいには水分制限は必須です。水分制限をしないで夜尿を治したいというのは、ケーキバイキングを楽しんだ後に、家でゴロゴロしながら「やせたーい！」と言っているのと同じです。

やはり、規則正しい生活をして、水分のとり方に気をつけて、自覚をもっておつきあいするのが基本ですね。

Q3　中学３年の娘がおねしょをします。中学１年の時に可愛がってもらっていた祖父が他界してしまい、その後、時々おねしょをするようになりました。そろそろ年頃なので、積極的に生活改善や水分制限などを行うべきか、それとも精神的ショックからの問題なのでこのまま温かく見守ろうか悩んでいます。

A　ずっと止まっていたおねしょが急に始まることを「２次性の夜尿」といい、ストレスの関与が大きいといわれています。２次性の夜尿で、精神的なものだから生活リズムの改善や水分制限、あるいは治療の必要はないということはありません。

温かく見守ることはもちろん大切ですが、治療の時機を逸してしまいますと、大人になってもおねしょが続いて、治りにくくなってしまうこともあります。

精神的因子の強い場合、カウンセリングと治療を並行して進めていく方法もあります。まずは生活のリズムの改善、冷え対策、水分制限を行い、早めに専門医に相談されることをお勧めします。

Q4 小学４年生の息子がおねしょをします。普段は水のかわりにウーロン茶を飲んでいます。また入浴後は牛乳を１杯飲むのが小さい頃からの習慣です。いろいろと調べたところ、夕方からの水分制限が必要ということで家族も協力していますが、具体的にどのようなことをすればよいのでしょうか。

A ウーロン茶、紅茶、コーヒーなどのカフェインの入った飲み物には利尿作用がありますので、食事の時にはお茶か麦茶のほうがよいでしょう。食事の時ですが、ご飯を一口食べるごとにお茶を飲むという食べ方をしている人がいますが、そのような食事の仕方は問題があります。また、牛乳にも利尿作用がありますので、牛乳は入浴後ではなく、朝に飲むようにしてください。

夕方からの水分制限ですが……。

学校から帰ってきたら200～300ccをしっかりととる。その後は100ccまでとする。夕食時、できればみそ汁などはやめて、のどの渇くようなメニューや味付けは避ける。食後に果物などは食べない。どうしても、のどが渇く時には氷をなめる程度にする。

厳しいように思われるかもしれませんが、これが一般的なものです。

Q5　中学１年生の娘ですが、小学６年生の時に診断を受けてトフラニールを処方していただきました。１年ほどで完治して服用を中止しましたが、しばらくするとまたおねしょが始まり、また服用ということが繰り返されています。本人も、どうせまた同じだという気持ちになってしまっているようです。

A　夜尿症の治療は「トライ＆エラー」つまり「３歩進んで２歩下がる」です。通常、治療中に数か月夜尿が見られなくなった時点で「略治」として薬の服用を減らすなどの調整を行います。それでもぶり返しが見られたりして、また薬を服用する、という繰り返しをしながら本当に完治する日が来ます。

　おねしょも、「おねしょ癖」があって、一度失敗してしまうと失敗が続くことがあります。また、中学１年の女の子の場合、年齢的な心配のほかに、生理との兼ね合いもありますので、「どうせダメ……」とあきらめずに、もう一度専門医の診断を受けてみてください。膀胱や尿管に異常がなければ、小児科のほうが望ましいかと思われます。

Q6　小学４年の娘ですが、夏休みの終わりころになるとおねしょをするようになってしまいます。来年には宿泊学習があり、本人も心配のようすで行きたくないようなことも言っています。この宿泊学習の間だけおねしょをしないように薬で対処することは可能でしょうか。

A　おねしょが原因で、楽しい宿泊学習を欠席させることはありません。宿泊の間だけ薬を使用するのは「効くも八卦、効かぬも八卦」です。この薬でほとんど失敗がない、というところまでコントロールがつけば可能ですが、その時のみの駆け込み寺は、成功の保障はありません。

宿泊学習については、担任の先生にお休みになる前に一度起こしてトイレに連れていっていただき、朝友達が起きてくる前に失敗していないかどうかチェックしていただくようにお願いしておくとよいと思います。

夏は楽しいことがいっぱいです。おねしょのためにキャンプや宿泊など、いろいろなことに対して消極的にならないよう、お子さんの社会生活の広がりを妨げないよう、気遣ってあげたいものですね。

Q7 小学２年の息子ですが、ほとんど毎日おねしょをします。インターネットなどで調べて、水分制限などを始めて１か月たちましたが、なかなか効果が上がりません。子どもはあまり気にしていないようで、おむつをして寝ることもいやがっていません。そのぶん、母親である私がイライラしてしまっています。おねしょは治るのでしょうか。これから、どうすればよいでしょうか。

A おねしょは、風邪のように１週間安静にしていたから治る、というものではありません。気長に、あせらず、いそがず、上手につきあうことが大切です。そして、何より、小さな進歩を大いに認め、喜び、ほめてあげてください。おねしょは必ず治ります。いずれは必ず治る日が来ます。そのいつかについては、個人差がありますが……。

生活リズムの改善や水分制限は、毎日のことですので続けていくのはつらい時もあるかと思いますが、無理をしない程度に上手にリズムを身につけてください。

一番がんばっているのは本人です。

お母さんは、一番のサポーターになってくださいね。

Q8　夜尿専門の病院が近くにありません。しばらくは家で生活改善を中心に行っていきたいと思います。日々の生活の中でどのような点に注意すればよいのでしょうか。基本的なところから教えてください。

A　家では、次のことに気をつけてください。

1　夕方以降は水分の摂取をひかえる。夕食は汁物をひかえ、のどの渇くような味付けも避ける。食後は果物を与えないようにする。入浴時にお風呂の中で水道から水を飲まないように注意する。

2　おなかから腰までを冷やさないようにする。パンツ(おむつパンツも可)、ショートパンツ、パジャマの重ね着くらいが理想、この部分が冷えると抗利尿ホルモンの分泌が低下し、尿量が増えてしまう。

3　夜中に起こさないこと。抗利尿ホルモンは睡眠中に分泌が増加するため、眠りを中断させることにより、一時的におねしょをしなくても、結果的に希釈尿が増加し、おねしょを長引かせてしまう。

4　おねしょをしたら×、しなかったら○の「おねしょ日記」をつける。

5　おしっこをなるべく精一杯我慢する時を作る。

Q9 小学2年の娘ですが、毎晩2回のおねしょをします。そろそろ受診をしたほうがよいかなと思うのですが、どうしたらよいでしょうか。子どもは病院がとても怖いらしく、診断をとてもいやがっているため、子どもの気持ちを傷つけなければ、と思うのですが。

A 小学2年で毎晩2回の夜尿とすると、治療を受けるかどうかは別にして、専門医の検査を受けて、大きな病気でないかを調べたほうがよいと思います。

受診内容はそれぞれの医院・医師によって異なりますが、おねしょの専門であれば、お子さんの気持ちを傷つけるようなことはありません。

態度に出さなくてもおねしょを引け目に思い、傷ついているお子さんは多いです。むしろ逆に「おねしょがお子さんを傷つけないように」専門医による助言・指導を受けることは大切だと思います。実際に、「だいじょうぶ、あなたは悪くないのよ。必ず治りますよ」と言われただけで、本当に治ってしまうお子さんもいらっしゃいます。まずは気軽に相談してみることだと思います。

また、怖いような検査はありません。採血はするところが多いと思いますが……。安心させてあげてください。

Q10　おねしょの外来受診をお願いする時には、どのようなことを準備しておけばよいでしょうか。もし入院するようなことになると、その時期についても考えなければならないと思いますが、治療の流れを教えてください。

A　夜尿症の検査に入院は一切必要ありません。治療の流れとしては、医師による診断・検査をして、自宅でのちょっとした検査の後、再受診していただき、結果のご説明、ご希望により治療開始となります。遠方の方もいらっしゃるので、受診される時には、あらかじめ次のことをお願いしております。

1　自宅で数回、我慢尿の尿量（思い切り我慢した状態で何ccでしたか？）を測定し、記録しておいてください。

2　来院時、朝起きてすぐの尿（おねしょをした日でもかまいません）をプラスチックの容器などに入れてお持ちください。

3　超音波の検査をしますので、膀胱に尿がたまった状態にしておいてください。来院してからトイレをすませるようなことがないようにお願いします。

新おねしょ革命　おねしょがぜったい治る本

2007年２月17日　初版第1刷発行
2020年11月６日　初版第2刷発行

監修者　田村和喜
著　者　田村京子　田村節子
発行者　伊東千尋
発行所　教育出版株式会社

〒135-0063 東京都江東区有明3-4-10 TFTビル西館
TEL 03(5579)6725　FAX 03(5579)6693
URL https://www.kyoiku-shuppan.co.jp/

Printed in Japan
落丁本・乱丁本はお取替えいたします。

DTP　モリモト印刷
印　刷　モリモト印刷
製　本　上島製本

ISBN978-4-316-80205-3　C0047